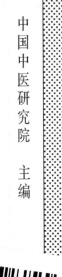

中国中医研究院 主编

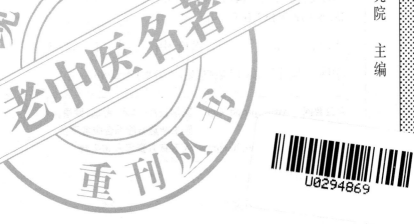

现代著名老中医名著重刊丛书

第一辑

岳美中

论医集

人民卫生出版社

图书在版编目(CIP)数据

岳美中论医集/中国中医研究院主编. —北京：人民卫
生出版社，2005.9

（现代著名老中医名著重刊丛书　第一辑）

ISBN 978-7-117-06970-0

Ⅰ.岳…　Ⅱ.中…　Ⅲ.医论-中国-现代　Ⅳ.R2-53

中国版本图书馆 CIP 数据核字（2005）第 079826 号

人卫智网	www. ipmph. com	医学教育、学术、考试、健康，
		购书智慧智能综合服务平台
人卫官网	www. pmph. com	人卫官方资讯发布平台

现代著名老中医名著重刊丛书

第 一 辑

岳 美 中 论 医 集

主　　编：中国中医研究院
出版发行：人民卫生出版社（中继线 010-59780011）
地　　址：北京市朝阳区潘家园南里 19 号
邮　　编：100021
E - mail：pmph @ pmph. com
购书热线：010-59787592　010-59787584　010-65264830
印　　刷：三河市尚艺印装有限公司
经　　销：新华书店
开　　本：850×1168　1/32　印张：6.25　字数：134 千字
版　　次：2005 年 10 月第 1 版　2025 年 4 月第 1 版第 21 次印刷
标准书号：ISBN 978-7-117-06970-0
定　　价：13.00 元
打击盗版举报电话：010-59787491　E-mail：WQ @ pmph. com
质量问题联系电话：010-59787234　E-mail：zhiliang @ pmph. com

出 版 说 明

　　秦伯未、施今墨、蒲辅周等著名医家，既熟通旧学，又勤修新知；既提倡继承传统中医，又不排斥西医诊疗技术的应用，在中医学发展过程中起到了承前启后的作用。这批著作均成于他们的垂暮之年，有的甚至撰写于病榻之前，无论是亲自撰述，还是口传身授，或是其弟子整理，都集中反映了他们毕生所学和临床经验之精华，诸位名老中医不吝秘术、广求传播，所秉承的正是力求为民除瘼的一片赤诚之心。诸位先贤治学严谨，厚积薄发，所述医案，辨证明晰，治必效验，不仅具有很强的临床实用性，其中也不乏具有创造性的建树；医话著作则娓娓道来，深入浅出，是学习中医的难得佳作，为近世不可多得的传世之作。

　　由于原版书出版的时间已久，已很难见到，部分著作甚至已成为学习中医者的收藏珍品，为促进中医临床和中医学术水平的提高，我社决定将一批名医名著编为《现代著名老中医名著重刊丛书》分批出版，以飨读者。其中"第一辑"收录13种名著：

《中医临证备要》　　　　　《施今墨临床经验集》
《蒲辅周医案》　　　　　　《蒲辅周医疗经验》
《岳美中论医集》　　　　　《岳美中医案集》
《郭士魁临床经验选集——杂病证治》

《钱伯煊妇科医案》　　　　　《朱小南妇科经验选》

《赵心波儿科临床经验选编》《赵锡武医疗经验》

《朱仁康临床经验集——皮肤外科》

《张赞臣临床经验选编》

这批名著原于 20 世纪 60 年代前后至 80 年代初在我社出版，自发行以来一直受到读者的广泛欢迎，其中多数品种的发行量都达到了数十万册，在中医界产生了很大的影响，对提高中医临床水平和中医事业的发展起到了极大的推动作用。

为使读者能够原汁原味地阅读名老中医原著，我们在重刊时采取尽可能保持原书原貌的原则，主要修改了原著中疏漏的少量印制错误，规范了文字用法和体例层次，在版式上则按照现在读者的阅读习惯予以编排。此外，为不影响原书内容的准确性，避免因换算造成的人为错误，部分旧制的药名、病名、医学术语、计量单位、现已淘汰的检测项目与方法等均未改动，保留了原貌。对于犀角、虎骨等现已禁止使用的药品，本次重刊也未予改动，希冀读者在临证时使用相应的代用品。

人民卫生出版社

2005 年 7 月

前　　言

　　毛主席指出:"中国医药学是一个伟大的宝库,应当努力发掘,加以提高。" 敬爱的周恩来总理在中医研究院建院时曾亲笔题词:"发扬祖国医药遗产,为社会主义建设服务"。周总理还多次指示要认真做好老中医经验的继承整理工作,使老中医的宝贵临床经验更好地得到推广,为广大人民群众防病治病服务,为创造中国统一的新医学新药学做出贡献。对我们鼓舞极大。

　　岳美中同志,中国共产党党员,今年已 76 岁了,从事医疗工作几十年,有一定的理论造诣,临床经验也很丰富,善于运用我国医学辨证论治法则,在治疗内科领域的急性病和慢性疾病方面取得了显著的疗效。解放以来,在党的领导下,岳美中同志坚持认真学习马列主义和毛主席著作,满腔热情地把几十年的临床经验贡献出来为社会主义革命和社会主义建设服务。

　　岳美中同志的学术经验目前已整理出两集,一为《岳美中论医集》,一为《岳美中医案集》。前者主要包括对中医辨证论治理论体系及常见病辨证论治和用药规律的论述;后者主要为临床医案记录。《岳美中论医集》由我院西苑医院曾跟随岳美中同志学习过的陈可冀、时振声、李祥国等同志协助整理。《岳美中医案集》由陈可冀、时振声、李祥国、王占玺等同志协助整理。

　　由于我们水平有限，整理过程中难免有缺点错误，诚恳希望大家批评指正，以便进一步做好老中医经验的继承整理工作。

中医研究院

1976 年 11 月

目　　录

辨证论治的探讨

辨证论治，是中医诊断治疗疾病的重要原则和方法，也是中医学术的特点和精华所在，数千年来，它在中医学术的发展和促进诊断治疗技术的进步方面起着重要的作用。临床上通过辨病因、辨病位、辨病态、辨病机、辨证候、辨病等环节，针对疾病的症结所在，审察病人的虚实强弱，采用积极主动的恰如其分的治疗。既注意到人体内外环境的联系和统一性，如内外相应与脏腑经络相关的辨证，也注意到个体体质差异等特点，因而有一病多方、多病一方的同病异治与异病同治，不但临床效果好，而且也是中医研究工作中的一个重大的理论问题，值得我们继承和研究它。但是，曾经有人提出过这样的问题，即运用四诊八纲辨证论治，在某些情况下，对于若干种疾病，有时并没有满意的效果，究竟应该如何理解和运用辨证论治这个治疗原则呢？为此，本着百花齐放、百家争鸣的精神，提出我个人对于辨证论治问题的一些意见，以供参考。

（一）从医学史上看

辨证论治的具体内容在我国古代医籍《黄帝内经》上早有所论述。《素问·至真要大论》谓："谨守病机，各司其属"，其实质即系在临证中当周密地进行辨证论治之意。《内经》是周秦或汉初的著作，其时阴阳学说支配着社会上的许多学术思想，医学自不能例外，医学中的辨证论治亦然；从作为一个对立统一的矛盾之阴阳观点出发，形成了医学上的重要理论的原则，如《内经》中之内外相应，四时六气，脏腑经络，营卫气血，标本先后，正反逆顺，虚补实攻，坚消客除及七方五味等等。关于病机立论与脏腑分证，自成系统，十九条病机分隶上下、五脏、风寒湿热火，且以风论、痿论对诸专病专证加以阐发，使辨证论治之规模逐步趋于完备，其具体方剂杂出于各篇者，则有十二方，初具运用专病专方规模。后世诸家，在《内经》的基础上，结合临床实践，对辨证论治有颇多之补充与发展。如张机所著《伤寒论》与《金匮要略》，大大丰富了辨证论治的内容。《伤寒论》六经标题，首揭"辨三阴三阳病脉证并治"，很鲜明地昭示后人；篇中更有"随证治之"、"依法治之"等语；在具体治疗中，则某病以某方"主之"，即为专病专证专方，某病证"可与"或"宜"某方，是在辨证之下而随宜治之之意。《金匮要略》则论述三因，以专病专证成篇，题亦揭出"辨病脉证治"，乃是在专病专证专方专药基础上进行辨证论治的著作。其显而易见者，如百合病之主以百合剂，黄疸病之主以茵陈、矾石剂，热痢之主以黄连剂，胸痹证之主以瓜蒌薤白剂等，皆是。可见仲景之伤寒杂病，分论各治，既为医家揭示了辨证论治之原理原则，又指出了辨证论治之具体方法，对临床实践具有高度的指导意义。隋代巢元方《诸病源候论》辨证之细致，亦甚可贵。如书中痢病列有四十病候，虚劳病列有七十四病候。《千金方》与《外台秘要》在专病专证专药方面较仲景更有所发展。如治瘿之用羊靥（羊甲状腺）、海藻、昆布方，治消渴之用地黄剂、黄连剂，治痢之用苦参剂，治脚气之用防风杏仁剂，治肝热抽风之用龙胆草剂，治夜盲之用羊肝等，在专方专药中再随证加减，以应常中之变，大法中之异法，与《神农本草经》所载某药主某病，《伤寒论》某方"主之"意义相同，而有别于"可与"或"宜"某方之含义。关于方剂之理论与应用，北齐·徐之才有十剂之分，宋·寇宗奭则列为十二剂，清·汪昂分二十一类。总观上述辨病机、辨病候及辨病（包括辨病名）等，以实施治法运用方药。金元之际，四大家各以实际经验，从不同方面丰富了辨证论治的内容，皆主辨证求因或审因论治，故论述多冠以"证因脉治"、"脉因证治"或"因证脉治"，三因四诊八纲八法渐为医家所习用。惟此间颇有种种不同之学术见解，如张洁古制《脏腑标本寒热虚实用药式》；张从正证分六门，扩展三法；刘完素主火并论"亢则害，承乃制"；李杲辨内伤外感，重后天脾胃之强弱；朱震亨主相火，谓"阳常有余，阴常不足"，诸大家并各创制方剂付诸临床实践以形成并实现其理论，从各自角度扩展了辨证论治的范畴。明代张介宾主辨八纲，其《景岳全书·传忠录·阴阳篇》曰："凡诊病施治，必须先审阴阳，乃为医道之纲领"；《景岳全书·传忠录·六变辨》曰："六变者，表里寒热虚实也，是即医中之关键，明此六者，万病皆指诸掌矣"。且他又就古方新方列"补、和、攻、散、寒、热、固、因"八阵，立论谓"阳非有余而阴常不足"，治主温补。赵献可辨证重先天命门。清·喻昌论大气与秋燥。王清任主辨气血明脏腑，立方遣药重行瘀益气。王泰林详肝气、肝风、肝火证治。魏之琇论滋肝阴。皆各有所见。明清之际，温病家出，对辨证论治贡献尤多，诊法之中，辨脉辨舌验齿，辨斑疹白痦，辨温病瘟疫新感伏邪；论述证候，叶桂辨卫气营血，吴瑭辨三焦，其治法中之滋阴、熄风、化湿等，为外感热病治疗之新途径，更进一步从不同角度扩展了辨证论治的范畴。总观历代，可知汉唐医家之辨证论治是外感杂病分论各治，在专病专证专药上照顾到阴阳、寒热、表里、虚实。宋代医药因由官方控制，机械地规定了疾病方药，有失辨证论治之真精神。迨金元四家，为要解除当时常见病多发病的威胁，从实际出发，灵活地掌握了辨证论治。

（二）兹就杂病探讨辨证论治

杂病约可分为两大类，一为气化病，即一般所称之功能性疾患；一为实质病，即一般所称之器质性疾患。就其治法言，气化病多取泛应通治法，而实质病则多取特殊治法，在特殊治法中，再照顾机体的内外情况，辅以其他治法。换言之，即采用专病专方专药与辨证论治相结合的治法。以下仅以《金匮要略》所列之杂病为例，举其一二，对专病专方专药略作讨论，以见梗概。《金匮要略》疟病篇，将疟病分为瘅疟、温疟、牝疟、疟母四种，较《内经》之瘅疟、温疟、寒疟已多一疟母，是则不但疟病自成一篇，且于寒多热多之外，更明确了肝脾肿大之"结为癥瘕"的疟母之一类型。就所用之方药言，寒疟蜀漆散之用蜀漆（常山苗），疟母鳖甲煎丸之用鳖甲、柴胡，温疟白虎汤之用石膏，皆卓有成效，可以说是专病专方之一例。后世征引沿用者亦甚多：如晋《肘后方》治疟三十方，计用常山十四方；唐《千金方》治疟二十五方，用常山（包括蜀漆）二十方；《外台秘要》五十一方，用常山三十九方，蜀漆十方；常山而外，尚有鳖甲、乌梅十二方等是。当然，在专方专药的基础上，审察患者的阴阳盛衰，表里寒热，仍旧是极为重要的不可少的治疗方法，故《外台秘要》之用常山，单味者少，每有随证配伍之例，如配鳖甲以滋阴清热，配附子以振阳温经，合人参以补益，合黄连、石膏以清热等，使治疗既有特殊性又富整体性。宋元以后，医者虽以常山之有呕吐副作用转而多用鳖甲煎丸或小柴胡等柴胡剂，后之叶、王等温病家则又以柴胡劫阴不用，但常山、柴胡之临床抗疟作用，已为古人大量文献所证实，药理研究亦支持这一事实，所以，专病专证专方专药对于治疗疾病，是一件值得引起重视的事情。当然，常山、柴胡以外如果有更多之有效专方专药提出，则不但丰富了专病专方的内容，其实质乃系丰富辨证论治的内容。例如《肘后方》治疟之用砒石、雄黄，效果亦甚佳，后人亦多采用，而此种治法之发现亦未尝使常山、柴胡失却其作为治疟专方之价值。此外，鳖甲煎丸治久疟消肝脾肿大有一定效果，今人以之治晚期血吸虫病肝脾肿大亦可收效，这也是非常可贵的。再以《金匮要略》趺蹶手指臂肿转筋阴狐疝蛔虫病脉证治篇之证治为例，亦可资说明。如蛔厥之用乌梅丸（内有乌梅、川椒、干姜、细辛、黄连、黄柏等），就是效方。后之医书如《景岳全书》猎虫丸用轻粉（即白粉），扫虫丸用乌梅，允系专方。近年来，有关论文也证明了乌梅丸治蛔虫病有一定效果。仲景以后，治肠虫病之专方专药尚有不少发展。李时珍汇有数十种，种类虽多，但无妨其各各皆为专方，其中不少已为今日临床及实验研究所进一步证实，如槟榔、鹤虱、雷丸、贯众、苦楝根皮、使君子、石榴根皮、芜荑、榧实、阿魏、雄黄、枯矾等；这些专药若能结合八纲，揣度病情的进退强弱，辨证加减药味分量，收效自必更大。因为专方专药虽系针对专病而施，但若能考虑病人整体情况,两相结合,一定疗效好而副作用小。所以仲景《伤寒论》、《金匮要略》小柴胡汤之应用共有七种加减法,理中汤之应用共有八种加减法。再举黄疸病为例(《金匮要略》标为病,今日看来黄疸当为证,因为多种疾病俱可致黄疸),仲景有汗、下、吐、利小便、清化、和解等治法,但杂病黄疸多不出茵陈、硝石、矾石剂,临床及药理实验均证实其为治黄疸有效药。《金匮要略》有茵陈蒿汤,《千金方》、《外台秘要》、《圣济总录》各有茵陈蒿汤加味之不同处方,罗天益《卫生宝鉴》治阳黄用茵陈蒿汤、茵陈五苓散、栀子柏皮汤加茵陈,治阴黄用茵陈四逆汤,以茵陈为主药,辨其阴阳表里寒热虚实,随证加减。至于近年来满天星、金钱草之应用,则又当为专病专药之再发展。又如《金匮要略》治下利脓血的热痢之用白头翁汤,已为临床证实之专方,白头翁、黄连为下利脓血之专药。后世专方如《普济方》地榆丸,《仁斋直指方论》香连丸,东垣升阳渗湿汤等是。后世专药如马齿苋、鸦胆子、大蒜等是。此外,麻风病之用毒蛇、大枫子,既以专药立方,而又符合辨证论治原则,都有明显的效果。专病专证专方专药与方剂中之"君臣佐使"的主药意义颇相接近,且有一定的联系,也就是专病专方与辨证论治相结合的过程。前面所举,足资说明,兹不再赘述。总之,从《金匮要略》等著作中有关杂病的辨证论治的论述看来,其所使用的治疗方法,多为专病专证专方专药与因人因时因地随宜加减药物,两者互相结合的有效而合理的治疗方法。

(三)再就伤寒、温病探讨辨证论治

前已述及,辨证论治应当包括辨病因、辨病位、辨病态、辨病机、辨证候、辨病并辨治法方药等数种内容，既要全面地辨证识病，了解整体情况，也要抓住重点。但是，现在有的人认为所谓辨证论治就是辨识证候，了解病情属虚还是属实，属寒还是属热，具何症状，就可以定治法投方药，不必问其究竟是何疾病（即认为不必辨病或辨病名）。例如对于一些急性热病的辨证，认为不必确定其究竟是伤寒还是温病，只要运用四诊八纲，确定证候，便可"有是证，用是方"。至于张仲景《伤寒论》六经，叶桂《温热论》的卫气营血，吴瑭《温病条辨》的三焦，都只看作是一般分别证候群的代名词。这样的认识和运用辨证论治固然有其是的一面，但我们认为尚有其他一面亦须加以重视，即作为各种疾病的特点的本质问题亦须引起注意，也就是应该通过辨病以了解各种疾病的基本矛盾和特殊性问题。因为作为每一种疾病的基本矛盾是决定疾病的发生、发展和预后的；至于证候之寒热表里虚实等，虽然也从不同角度反映出疾病的本质来，但一般皆是从属于基本矛盾的。临床证候和基本矛盾可以一致，也可以不甚一致，所以辨证的实质是在于要全面地下诊断，既要辨病（辨基本矛盾），也要辨证候（辨从属于基本矛盾的各类矛盾），辨原始病因和致病条件，辨机体反应性。诊断明确，治疗就会"有的放矢"而少出偏差。兹以伤寒温病而论，从中医理论上看，二者是性质不同的两类疾病，其病机、证候、治法亦各不相同。伤寒以辛温解散表邪，在治疗过程中除非寒邪纯粹化热施以甘寒或苦寒外，概以温药治之。至于温病则辛凉解散表邪，过程中可施以苦寒、甘寒、咸寒，或清热解毒，或清气凉血，概以寒凉药治之。可见，寒邪伤阳是伤寒病之基本矛盾，热邪伤阴是温热病的基本矛盾，所以中医治疗伤寒用汗、下法时，无论采用何种方药，固守"发表不远热，攻里不远寒"的原则，以辛温苦寒直折其邪，此系服从于伤寒伤阳的基本矛盾而施。在治疗温热病时，则"泻阳之有余，实其阴以补其不足"，因而有忌汗、忌利小便等禁则，这是服从于温热伤阴的基本矛盾而定的。我们若从伤寒温病不同阶段方药之应用上看，也可以概见在处理疾病发展过程中所呈现之主要证候时，皆处处服从或照顾到基本矛盾。如伤寒病在太阳用麻桂，在阳明必待寒邪化热，热结在里始用白虎、承气，但用承气还提出了"下不厌迟"的警语，以防里热不实下之过早而导致伤阳更甚，在少阳用小柴胡汤，在三阴则用四逆辈等刚药。至于温病，在上焦用银翘，在中焦用白虎、承气与之相应，在下焦则除寒湿外皆主复脉、三甲等柔药，以顾护其阴。由此可见，无论伤寒、温病，虽然在疾病之不同阶段都将方药之力量着重于主要矛盾即主要证候上，但同时又皆从方药之不同性质上服从或照顾到基本矛盾。此种既细致又精当之立法处方遣药，是祖国医学辨证论治之优越性，随在皆有，但尤明显地表现在伤寒与温病的辨证论治上。关于伤寒与温病的辨证论治，如上所述，规律至为严谨。除此以外，我们还可看到这样的事实，即伤寒虽注意存津液，而温病尤注意保津液以养阴，此于温病、瘟毒、冬温项下更为明确。从具体治则上言，伤寒多急下存阴，温病多甘寒养液；表面上看来似乎二者是相同的，但实际上却不一样。因为存阴是在阳盛的情况下所施，而养液乃在阴亏的情况下而设。况以温病热邪，容易化燥伤津，热愈炽而津愈亏，津愈亏而热愈炽，病必恶化，故温病家有"留得一分津液，保得一分生机"之警语。在方剂上，则有减味竹叶石膏汤以别于白虎，有宣白承气、导赤承气、牛黄承气、护胃承气等以别于三承气，并有雪梨浆、五汁饮、增液汤、益胃汤、加减复脉汤、大定风珠等之剂，符合《素问·至真要大论》"风淫于内，治以辛凉，佐以苦……热淫于内，治以咸寒，佐以甘苦"的原则。所以从伤寒温病辨证论治的原则上看，辨识疾病的基本矛盾，辨病，辨证，辨识病名，是极为重要的。考虑到基本矛盾的施治，对于避免误治、失治也是极为重要的。这样，才不会流于万病皆以泛应通治法从事。

（四）最后，再就临床实践探讨辨证论治

近几年来，我们在中西医结合治疗若干疾病的临床研究工作中，深深体会到辨证论治的临床运用，往往在治愈疾病上起着决定性作用，因人因时因地因证候之转变灵活用药，同病异治与异病同治的运用，富有整体观点。但是我们也体会到若能不停留于辨认证候，还进而辨病，辨病名（包括中医病名与西医病名），论治时注意古今专方专药的结合应用，一定成果更好；同时，也只是在此情况下，因人因时因地制方的作用才更有治疗价值。例如1962年我院内科研究所与北京第二传染病院、北京协和医院协作，中西医结合治疗急性黄疸型传染性肝炎六十三例，在急性发黄阶段辨证有热重、湿重、湿热并重三种不同类型，皆以茵陈剂为主治疗，热重型主以茵陈蒿汤、栀子柏皮汤加减，湿重型主以茵陈五苓散加减，湿热并重主以茵陈蒿汤合大柴胡，或茵陈五苓散合甘露消毒丹。六十三例中胆红素均值分别在3.3毫克%、6.1毫克%、11.7毫克%的三组患者，分别经 12.1 日、17.6 日、38.2 日之治疗后，全部降至 1.5 毫克%以下水平；五十四例肝脏可触及者中三十二例治疗后已不可触及。上述三组患者分别经 15.5 日、19.2 日、39.6 日达到临床基本治愈。虽然在病情之浅深进退演变中，方药并非一成不变而有所增减，但茵陈剂之作为黄疸之专方专药已由此再度得到证实。当然，在此专方专药上之随证加减也就更使治疗比较全面。我院中药研究所在茵陈蒿汤复方之药理学研究中，也看到其对四氯化碳中毒性肝炎动物治疗较对照组死亡率显著降低，通过一系列实验，也证明了茵陈蒿汤之利胆作用与解热作用，其利胆作用与仲景所述"尿如皂角汁状，色正赤……黄从小便出也"相似，而利胆作用中，证明了茵陈蒿为茵陈蒿汤复方中起主要作用的主药。又如，1962 年，我院内科研究所与首都医院协作，总结了各种肝病所致之肝性昏迷七十六例的材料，发现中西医结合对提高疗效，研究辨证论治，并与专方专药相结合，有很大的优越性，西医治疗之苏醒率为 11.1%，而中西医结合为 54%，中医对肝性昏迷主要认为是邪入心包，应该用开窍法施治，因证不同而有养阴清热开窍、扶正温阳开窍等法，所用方药大都为安宫牛黄丸、局方至宝丹、紫雪与苏合香丸等。关于局方至宝丹，我院中药研究所也证明其有对抗尼古丁及戊四氮所致之豚鼠惊厥之作用，与对照组比较，有显著差别。关于牛黄，也证明其对盐酸可卡因或咖啡等中枢神经兴奋药引起豚鼠之惊厥有对抗作用，对咖啡因惊厥过程中之昏睡亦有对抗作用，进一步证明专方专药与辨证论治结合之优越性。又如 1961—1962 年，我院内科研究所与解放军总医院协作进行烧伤研究中，对十九例烧伤败血症认为是热入营血或逆传心包，以清营汤、清宫汤、犀角地黄汤加减治疗后，其中十例得免于死亡。再如，麻风之用大枫子剂，疟疾之用柴胡、常山剂，结合具体情况随证加减，均经临床证明其为专病专方专药。故我们认为，通过文献、临床及实验研究探讨更多更有效之专药专方，是不断丰富与发展辨证论治具体内容之重要途径之一，也是中西医结合创立新医药学重要措施之一，专方专药与辨证论治貌似对立，但实际上是统一的，上述所引可以概见。当然，所谓专病，也并非孤立静止的，实际上则是变化与运动着的，所以，在专方专药应用中，若不分阶段，不察轻重缓急，一意强调固定专药，也是不对的。因为那样做会有陷入机械唯物论和经验主义窠臼中之可能。所以，较妥当之论治当是专方专药与辨证论治相结合。

从文献及实际情况上看，中医对于不少疾病已洞察其本质问题。但是由于历史条件之限制，也有不少认识欠全面而有待充实。如古籍中之病名，有一部分今日视之实系证候之称，有的用泛应通治之方取得效验，但也有不少仍然无满意效果，西医由于在近代自然科学成就之基础上发展，其对疾病之定名较具体也较近于疾病之本质，为要彻底治愈疾病，又当中西医结合两相参照，了解疾病之基本矛盾，发掘祖国医学丰富宝藏，寻求总结有效的方药，处处注意基本矛盾之处理。辨证加减一方面兼顾其他从属矛盾，一方面也为了基本矛盾之处理。所以对于若干难治病之处置，如癌病，初步认为应当自祖国医籍中以该病之理论治法方药以及民间流传之单秘验方做临床观察及抗癌试验研究，探讨有效治法，若谓癌病多是虚证，以四君、四物、八珍、十全大补之类有效，个别情况可能有，但必非治癌之普遍验方。又如冠状动脉粥样硬化性心脏病所引起之心绞痛，一则应以古人治"真心痛"、"卒心痛"之理论及专方专药作临床观察；一则当作实验研究，探讨其改善冠状动脉供血、镇痛及明确之抗凝、溶栓、降血脂的作用，进而提高疗效。它如肝硬化、慢性肾炎等病亦莫不相同。一般之随证候施方药固可缓解其进展，或不同程度地减轻症状，但据我们临床所见，其彻底治愈者还不算多。在这些病上面探讨专方专药及其与辨证论治结合的经验则需要作出更多更艰巨的努力。这也说明在这个事实面前，进一步提高对难治病的疗效，丰富并发展辨证论治，必须中西医结合，文献探讨与临床研究、实验研究相结合，专病专证专方专药与辨证论治相结合，才是较有成效与可靠的措施。

总之，在辨证论治规律的临床运用中，不仅要辨证候的阴阳表里虚实寒热，还要进而辨病辨病名（包括中医与西医病名），辨识疾病的基本矛盾所在，并根据机体内外环境的特点，证候的单纯与兼夹，病程的前中后的不同阶段，作相应的辨证用方遣药，二者密切结合。这样，对于一些单用一般辨证论治法（泛应通治法）或单用专方专药而无效的病例或可有所帮助。至于有一些病，目前虽无专方专药可资征用，但上述所指出的辨证论治原则，仍不失为探讨治疗的途径。

治急性病要有胆有识，治慢性病要有方有守

对于病的态度，毛主席说："既来之，则安之，自己完全不着急，让体内慢慢生长抵抗力和它作斗争直至

最后战而胜之，这是对付慢性病的方法。就是急性病，也只好让医生处治，自己也无所用其着急，因为急是急不好的。对于病，要有坚强的斗争意志，但是不要着急。这是我对于病的态度。"毛主席这段话，是对患者养病的指示，同时也是对医生治病的指示。医生对急性病，要有胆有识，迅速地抓住现证特点，迎头痛击，因势利导，以解除患者病痛，对于慢性病，则有方有守，辅助机体慢慢生长抵抗力，以战胜疾病。因为急性病多属六淫时疫所致，变化较多，尤其是风火阳邪，慓悍迅疾，焚毁顷刻，治之宜准、宜重，即所谓要有胆。但胆须从识中来，有胆无识，措施往往是盲目的，必至于鲁莽偾事；有识无胆，畏怯不前，必至于贻误病机。眼明而后手快，唐朝医者孙思邈说："胆欲大而心欲小"，意思也就是既要有敢想敢干、当机立断的精神，又要小心谨慎，周密思考。不可墨守成规又要按照客观规律办事，大忌主观武断，才能很准确很及时处理好急性病。但有胆有识，必须具有治疗急性病的基本功的素养和实践的锻炼。对张仲景的《伤寒论》和历代温热家的名著，尤应熟读精研。不但要继承前人的经验，还要很好地学习当代各种先进治疗经验，在实践中加以验证提高，达到明辨证候，缜密处方，理论与实践相结合，才能临证指挥若定。清朝医生吴瑭说："治外感如将，（兵贵神速，机圆法活，去邪务尽，善后务细……）"。"神速"非有胆莫成，"法活"非有识不能，而"务尽""务细"若非胆识兼备，又如何做到呢？我常体会古人在治急性病的紧要关头采取的措施，有"急下之"、"急温之"的处理，"急"字之义，应包含着有胆，同时在"下之""温之"之中，应包含着有识，方剂中白虎汤、大承气汤、大陷胸汤、附子汤、四逆汤、干姜附子汤、桂枝附子汤、大剂清瘟败毒饮等，都是猛剂峻剂，必须认准证候，掌握分寸，既不可畏缩不前，更不可孟浪从事。所谓"桂枝下咽，阳盛则毙；承气下咽，阴盛以亡"。医生投药，关系至重，在有胆之下，不容不加以高度的警惕。"回头看痘疹，走马看伤寒"这两句话，充分地说明了治疗急性传染病要掌握住时机，因为时机稍纵即逝，转瞬就会失去治疗的机会；同时也说明了若没有足够的过硬基本功，不认得这一短暂时间的病机变化，而粗心处理，是会治错治坏的。胆小和颟顸不用说会坐失时机，而放胆和心粗，更会误人杀人于顷刻。明朝医生张介宾说："治病用药，本贵精专，尤宜勇敢。……若新暴之病，虚实既得其真，即当以峻剂直攻其本，拔之甚易。若逗遛畏缩，养成深固之势，则死生系之，谁其罪也。"又说："白头圭匕，而庸庸没齿者，其咎在于无定见，而用治之不精也。使其病浅，犹无大害，若安危在举动之间，即用药虽善，若无胆量勇敢，而药不及病，亦犹杯水车薪，尚恐弗济，矧可以执两端而药又妄投者，其害又将何如？"这两段话对有胆无识或有识无胆者，都指出了它的贻害无穷处。至于慢性病的治疗，不但有方，还需要有守，朝寒暮热，忽攻又补，是治杂病所切忌的。有人问，杂病虽多，概括起来，不外气、血、水、虫等方面，应当识破它的本质，抓住它的特征，药随证转，有的放矢，若呆呆守方，不怕陷入本本主义、贻误病人吗？是的，扁鹊曾说："人之所病，病疾多；而医之所病，病道少。"疾患虽属慢性，而夹杂掺合，在所难免，辨证论治，难囿一隅，主次矛盾，常多转化，随机以赴，又何可拘于一方一药。

但我所谓有方有守者，是在辨证后，或是痰得豁，或是虫得驱，或是滞气得疏，或是瘀血得活，只余元气待复；又或是伤寒温病与大失血之后，气血待补；亦或系慢性传染病，如肺痨、大麻风等，与现代医学之肝硬化、慢性肝炎、慢性肾盂肾炎、慢性肾炎等，病情若相对地稳定不变，审证既确，守方勿替，亦何悖乎辨证论治？一些慢性病，都是由渐而来，非一朝一夕之故，其形成往往是由微眇的不显露的量变而到达质变，则其消失也需要经过量变才能达到质变。应当知道，在慢性病量变过程中，病势多相对稳定，不仅医生观察不大出，连病人本身也没有多大感觉。一个对证药方，初投时或无任何效验可见，若医生无定见，再加上病人要求速效，则必致改弦易辙。但这还不会有大妨害。最怕的是，药已有效，就是还未显露出来，正在潜移默化的量变阶段中，它的前进，好像儿童学步，屡起屡仆，屡仆屡起，无待扶持，方始成行。倘一中止药力，或另易他方，那将如患者东行向愈的光明前途，反而强扭之使西，不仅走向黑暗，前功尽弃，还恐怕枝节横生，造成另一种疾病。当然，非必死疾患，患者本身又有自然疗能，经过一段时期与疾病的艰苦斗争，也有痊愈或延年的。医生于此，贪天之功，据为己有，不但可以诿过，而且还可以邀功，可是于医事之客观实际情况，就有距离了。古人治疗慢性疾患，在医案中常常见到三十剂而愈，五十剂而愈，甚至百余剂而愈的记载。表面看来，似乎迟缓颟顸，驽骀十驾，有逊于骏足千里。实际，非有卓识定见和刚毅的精神，是不能长期守方的。就治病来说，对久虚积损之证，药投三数剂，即立冀有效，也往往是不合逻辑的。

15

曾记得 1935 年，我在山东菏泽时，对治疗慢性疾患，急于求功，成绩不够多也不够好。一位名老中医临证富有经验，我在旁留心看他治疗慢性病，疗效很好。一年以后，我请他传授给我一些秘诀奇方，他笑了接着说："哪里有什么秘诀奇方，您不是经常看到我临证的处方吗？"我听了猛然觉悟过来说："是的，您老先生治疗慢性病的处方，除掉一般的调气理血，滋阴温阳的几个寻常方剂外，并未见到有什么奇方妙药，那么，怎么就会有那样多那样高的疗效呢？"他又笑着说："治疗慢性病，除掉先认识到疾病的本质，再辨证准确、遣方恰当以外，'守方'要算是第一要着。您曾见过一个患肺痨病的青年吗？他五七日一来，一年未间断，现在已痊愈不来了。他的病是肺痨更兼脾虚泄泻，您见到他吃的是什么药方吗？"我说："恍惚记得在一个阶段中是六君子汤加味。"他说："不错，但不是一个阶段中，而是一年中，始终坚持服那一个方，除了元旦停服药，共服了三百六十四剂而基本痊愈了。"我很诧异地问："怎么见那人五七日一来，都是欣欣然持新方而去呢？"他说："那是应付病人要求改方的一措施，有时把方中的白术换成扁豆、苡仁，有时把陈皮换成橘红，有时把砂仁换成蔻仁等，几个星期又换回来，归根到底，基本上还是加味六君子汤。在一年中，培中治肺，脾胃健旺了，营养得以充足，肺痨就慢慢好转痊愈了。十二个月治疗肺痨收到全功，在疗程上不算迟缓。十数日一改方，月余一易法，蹉跎失时，一回首二三年已成过去，而病情如故，或有因杂药滥投，更使病情加重，孰得孰失，孰迟孰速，不待辨析可以知道的。"我自此以后，才明白了"有方"还要"守方"，对慢性病的治疗，比较能掌握分寸，获得一些成绩。近年在中医研究院工作，曾见到蒲辅周老医生治疗"习惯性"感冒的病人，患者一触风寒，即鼻流清涕，打喷嚏，周身渐渐恶风，翕翕发热，兼有其他慢性疾患，在治疗上，一受感冒，即碍手治其他的病。蒲老医生决定先为他治疗"习惯性"感冒，开玉屏风散，共量270克，碾成粗末，分作三十包，每服一包水煎作一日量分二次服下。一月后患者感觉好大半，又为开一料继服。两月后虽冒风触寒，亦毫不再发。因回忆到我也曾用玉屏风散预防过"习惯性"感冒，大剂服用二三帖，服后胸闷鼻干，感冒虽暂止，五七日又复如初。常思索这里的缘故，是不是"习惯性"感冒，属于卫气无力捍御外邪，要想改变体质，必须由量变才能达到质变，决非一两剂所能收功？这里蒲老医生小量长期使用玉屏风散，看来虽平易，可是不细心虚心学习，是做不来的。

钻研《内经》、《伤寒论》、《金匮要略》，做到古为今用

一

"重阴必阳，重阳必阴"，就是物极必反。重，读平声，有积累的意思。阴逐渐积累，到一定程度就转化为阳；反之亦然。如夏至一阴生，天时渐短，是重阳必阴；冬至一阳生，日晷渐长，是重阴必阳。《素问·阴阳应象大论》云："冬伤于寒，春必温病"。"冬伤于寒"是积阴，"春必温病"是转阳，是重阴必阳之理。又

云："春伤于风，夏生飧泄"。风是阳邪，飧泄属阴证，乃是重阳必阴之理。其所云"夏伤于暑，秋必痎疟；秋伤于湿，冬生咳嗽"其理相类。

重阴必阳，重阳必阴，是指病理而言。中医的病理，是从"病能"反映出来的。病能即疾病之外候，与四时相应，内外一致。北京的气候并非《内经》所言之气候，北京偏寒。《内经》上的气候是指中州（今洛阳）一带的气候。所以学习古籍应结合当时当地的现实。气候可以影响病人，壮人可以适应气候，而病人则适应力差。慢性病患者之病情常随气候而变化，尤其是"二分二至"的时节。

二

《伤寒论》之伤寒是广义的，包括急性热病和急性传染病。如何审证，如何施治，仲景《伤寒论》言证候不言病理，证候是客观存在，至今已一千五百多年，证候不变；出方剂而不言药性，由实践而来，有是证用是药，具体问题具体分析具体解决，万古常新。治病分三阴、三阳，病在表，治应表散，祛邪外出用苦寒之品则不适宜，虽有发热，要用辛温，盖表证之发热，是抵抗力的一种表现，不是里热，故用辛温以汗解之。中医治病是因势利导，为其妙处。半表半里则不可汗、吐、下，而取"和法"，故予柴胡剂。再入里，在经则用白虎，在腑则用三承气。三阳证总的是"实"。病实，则"治病留人"，此时机体抗病力强，故可用汗、下、和。或顺经传，或越经传，或合病或并病。三阴总的是"虚"，方取"温"。与四逆汤、理中汤、乌梅丸（肝胆为寒热脏，故寒热杂投）之类。所以三阴证的治疗是

"留人治病"，先将病人保住，待正气转复，再行攻邪。《伤寒论》中论证甚众，方剂之化裁亦多，但终不离此原则。

温病学说是对伤寒的补充、发展。吴鞠通的三焦辨证不如叶天士之卫气营血辨证。卫在表，宜治表；邪在气分，则宜治气分；营在里，须用清热解毒，透营转气；血分最深，常用"凉血散血"之品，所谓十救一二。瘟疫也是传染病，但属毒最盛者。

现在流传一种说法，似乎中医能治慢性病，不能治急性病，这是不对的。我曾在某医院会诊一病人，高热七八日，持续38℃～40℃之间，虽用各种西药均不降。与白虎汤，投石膏60克，知母12克，甘草、粳米，再加芦根30克（王孟英用白虎汤加芦根），日进二剂。次日热退至37℃多。第三剂原方石膏减为45克，三日而瘥。对《伤寒论》要精读，还要记熟，至少要背诵有证有方的条文。治慢性病更应读书，《金匮要略》是治杂病、慢性病的。专病有专方、专药，如稀痰用半夏，胶痰用皂角等，此外热痰用天竺黄，顽痰用青礞石。果类停食非草果、麝香不去；谷类停食非麦芽、神曲不消；肉类停食用山楂可解。治疟疾要用常山、草果；当然这还不够，若有寒热往来则用柴胡剂；曾见一间日疟患者，寒少热多，用奎宁无效，与柴胡剂亦无转机，余诊，见汗出热多，乃白虎汤证，投桂枝白虎汤而愈；虚疟用何人饮（何首乌、人参等，张景岳方）；恶性疟之贫血用信石。什么病都要掌握虚实两套方子，可根据具体情况加减，记不住方，则无从言辨证论治。曾诊一例慢性阑尾炎，手起厚皮（肌肤甲错），予服薏苡附子败酱散，一月愈。急性的有大黄牡丹皮汤可用。

方之损益化裁：仲景的方子，还是按他的加减。小柴胡汤、真武汤均有加减，桂枝汤复方更多，三承气也是加减。这个经验是来自实践。早年诊一妇女，患慢性肾盂肾炎，尿频、血尿，用猪苓汤原方三剂愈；20日后病又发，因见脉虚加入山药一味，病情反重，再用猪苓汤原方又效。后病再发又来诊，思加入海金沙似无不可，竟又不效，再用猪苓汤原方而愈，后连续观察两个月未复发。可见仲景方配伍精当严整，不仅方药宜守原意，即用药分量比例亦应注意。中药研究所曾对五苓散之利尿作用进行研究，按仲景方剂量，利尿效果最佳，若各药等量投与，利尿效果则明显减低。黄连苦寒，治实火，仲景三泻心汤中有黄连，量小，意在开味健胃；而葛根芩连汤中黄连量大，用其清泻实火也。过去有谓"中医不传之秘在量上"，由上可见一斑。仲景方中用石膏，凡与知母合用时，石膏用一斤；而与麻黄合用，石膏只用半斤。其他，如傅青主，配方用量权衡甚精。李东垣用量亦颇讲究。再如异功散，陈皮量要小，意在推动药力，若也用大量则抵消了参、术之功。

炙甘草汤是治"脉结代、心动悸"的方子。原方炙甘草四两，麦冬半升，大枣三十枚，生地一斤，另有人参、阿胶，多属益阴之品，分量多较重；而生姜、桂枝、酒是阳药，分量都轻，是为阴药而设，重在滋阴，以阳药推动阴药。一医者治一脉结代、心动悸患者，与炙甘草汤，未宗仲景药量，而是任予6克、9克，虽服良久，无效，问于吾，嘱按仲景原方药量再服（古今衡量不一），四剂而瘥。我在山东时治一男子脏躁，曾二次住院无效来诊，用甘麦大枣汤原方原量治愈，虽为常食惯用之品，但配伍或分量不同，作用亦异，如桂枝汤倍芍加饴，就不属于解表剂了。可见仲景之方不可任意增减，读《伤寒论》、《金匮要略》不仅诵证记方，于用量上尚应注意。

论中医基本功的锻炼

所谓基本功，是从无到有，自近及远，由浅入深，循序而渐进地经幼稚生疏到成长熟练的一些功夫。虽然这对初学的人来说很重要，但对于那些中医学术已有一定基础的同志来说，也是很重要的。这是不是多数还要再从头学起呢？我认为就是要从头学起。理由很多，主要是因为基本功一定要练熟。书读百遍，其义自见。读一遍有一遍不同程度的收获，就以读《伤寒论》、《金匮要略》来说吧，如果做到不加思索，张口就来，成了有源头的活水，到临床应用时，不但能触机即发，左右逢源，还熟能生巧，别有会心，否则在读书时虽背诵得过，到应用时一有障蔽，却想不起或想不全。这恐怕是很多同志都经历过的，感到非常难受，这是因为读书不够认真的缘故。基本功是硬本领，要天天练，要累月积年不间断地练，学习时经常固定地练，工作时也要抓紧业余时间不断地练。正如文艺体育工作者，无论老手新手，每晨都要踢腿、练腰、练嗓子一样，假如你平时功夫不够，要在前台来个就地拔葱倒筋斗，那可能要把脖颈栽坏了的。医生在大症、难症面前，一切为了病人，认识靠诊断准，治疗靠方药熟，疾患无穷，方药极多，没有基本功，能够迅速处理得当吗？这说的是临急难症重大症要靠基本功。至于平时门诊或病房工作中写病历的经常性工作，一方面既要有整体与局部相结合的观念，注意四诊八纲的体现，理法方药的一致性，还应注意辨证辨病的结合，才能写出较好的病历，这就更需要有扎扎实实的基本功了。我们要认真揣摩钻研，"温故知新"。产生启迪后学的作用。因为中医学术基本建立在朴素的唯物辩证法上，初学入门还比较容易。有如下围棋，很短暂时间，就能学会做眼、点眼、倒提、打劫等等，看去很简单，可是走起来千变万化，要想下好下精，也不十分容易。《潜斋医话》说："戴乾斋先生精于医，……，尝云：医学一门，显，则譬之有形之棋，应变无方，能者多而精者少；隐，……，行之易而知之难。"浅显地来说，中医学术，一般地会诊断，方药又一般平和，学会了四诊八纲，汤头药物，好像已经掌握了中医的诊断和治疗，其实，只是学会了如下围棋"做眼"、"打劫"等初步的东西。疾病不下万千，方药不下万千，扁鹊说过："人之所病，病疾多；而医之所病，病道少。"即人患病多，医患道少。各病有它的本质，专病有它的特征，若不针对着本质和特征去治疗，往往会使辨证论治流于庸俗化，肤浅而不能深入，怯懦而不能举重，能理一般病而不能治特殊病，能医小病而不能疗大病。可是反过来看，若只知搜括专方专药，好奇喜僻，想用一种方药从始至终控制住疾患，而不讲求辨证论治，那也会陷入机械唯物论的泥淖中去。因为每种疾病，都有它前中后的阶段性，有气候、体质、年龄等复杂性，有的再加上阴阳的错综、虚实的混淆，只凭仗着一方一药，控制住疾病的全程，往往是不能实现的。可是学习中医的同志中，有的停留在片面的"对号入座"上，对中医学术，只能说是"升堂"了，还谈不到"入室"。那怎么办呢？应当鼓足革命干劲，为革命好好地练基本功。如行舟值逆流，撑拽又持拽，久而久之，基本功自然练成，能补偏救弊，达到纯熟的地步。螺旋式的上升，是做学问的必然过程，没有捡便宜的学问，我们应当批判那种懒汉懦夫的思想。

怎样写病历？学习为的是致用，基本功有了相当的练习，要在临床上运用四诊八纲八法去辨证论治，具体实现理法方药的措施。这是硬工夫、真本领，若基本功不够，没有自信力，抱着写不好而不做完备的写法"亦藏拙之一道也"的思想，在上级医生监督不够的情况下，是会发生那种潦草塞责的写法的。基本功不够，会出现中西杂揉，理法不清，矛盾百出，方药与理法不合拍等毛病。究竟中医病历要求达到什么程度才算合格呢？我初步认为建立起对病人极端热忱、极端负责、认真写病历的思想和态度后，再订出一具有轮廓的样板来就够了，细目不要太繁多，多则反而易挂漏。在写病历时，注意的事项，主要有以下几点：

（一）思想要缜密不要偏执

凡诊治一种疾病，在写病历前，先要耐心地听取患者的主诉，再细致地加以望、闻、切的审察，得出比较明确的病名后，在专病的基础上，更辨明阴阳，分清虚实寒热。这样，既有了具体的检查，又有了综合；既有了整体的观念，又有了客观的标准。如忽略了具体检查，将陷于肤浅的辨证论治；若只偏重局部检查，而忽略了整体，则将拘限于一隅，而失掉整体的联系，写出来都不合乎病历的要求。我认为在认识疾病方面，偏执性弊病，大于笼统性的毛病。笼统性的病历，只不过是不能深入，敷衍塞责，理法不清，用些套方群药，效果不显而已。倘若执偏见，或在听了病人不够全面的主诉，或是在看到一、二个表面突出的症状，符合自己的观点，就捉住不放，一股劲地追下去。在病人方面，因为医生强调某点，而诱使患者多所附会；在医生方面，因为胸怀成见，切脉的指下会产生"幻觉"，望诊的眼下会产生"幻视"，所谓："一指障天，则四方易位；一尘眯目，则天地变色"，这并不是夸大其说，在临床之际，的确有这种事例。诊察如是，则必致理欠通达，法难周到，用方与药必定要削足适履，强使就自己范围，贻害之大，将不止是效果不显这一点。这些问题，归根结底，是基本功不够的缘故。

（二）要有重点并要有系统

写病历最好在望、闻、问、切诊后进行分析归纳，既根据具体检查的客观现实，并结合患者的年龄职业以及得病的地点时间等，逻辑推理出什么是疾病的本质，什么是阶段性的现象，抓住主要矛盾，突出重点，制定战术。判断疾病时，既须避免脱离现实的概括；记述病历时，更须避免杂乱无章地堆积，要有条理，有系统，于理中出法，法下立方，方内选药，使理、法、方、药都是有机地联系着，写成一个有统一整体的病历。

（三）要写好复诊病历

医生对一般初诊病历的写法，都是详尽无遗，理法方药亦具备。待到写复诊病历时，往往简短概括，只登记症状，而忽略疾病的发展或转化或衰退的一切情况。不识在疾患原有的矛盾中，经过服用药物后，在某种程度上都显示出不同的趋向，而药物与疾患各以其自身的力量在不同程度上绝对地或相对地增加或扩大了，另一方面的力量在不同程度上绝对地或相对地减少和削弱了。也就是说，随着矛盾双方的斗争，其力量对比关系时时刻刻在发生变更。我们在这两个力量对比的变更中，看到药力要胜过病力，则加强药力，直追猛打，把疾病彻底征服；若病力胜过药力，则是药不对症，或是药轻病重，则须细致地慎重地加以分析，它究竟是属于哪一种，根本改变方药或在原方上出入加减。但无论采取哪种措施，必须说出为什么改方，为什么出入加减，说明方药与理法的联系。能这样写，才能使病历前后一致，脉络贯通，发现和解决矛盾，提高疗效。临时做小结容易，日后做总结也容易。否则只图一时省事，日后回忆不起来，又如何会有完整细致的总结呢？这对于科研工作，整理提高祖国医学遗产也是不利的。

中医初诊病历举例

×××，男（或女），年龄，籍贯，地址，民族，职业，婚否，发病日期，入院日期，病历书写日期。

问诊：起病×日，恶寒战栗，继而发热，汗出后热势渐减。入院时已无寒，但头昏神困，心下痞满，不思饮食，恶心厌油，口苦口粘，渴不思饮，两胁作痛，大便秘结，小便赤短灼热，睡眠尚可。病前未与类似发黄病人接触。

望诊：精神委顿，面色淤垢，身目悉黄，色鲜明，舌苔白中心黄而有根，舌色尖边红绛，舌形略胖，齿痕可见。

闻诊：气息匀和，语言清亮，口气带浊。

切诊：脉象濡数，浮取小弦，心下按之痛。

辨证：本病为肝热内陷，与中焦痰湿相结，致心下痞满，按之痛，不思饮食，便秘尿赤，舌苔黄，身目黄染。《伤寒论》曰："伤寒瘀热在里，身必发黄，"是属本病的病机。

治法：发黄腹满者，仲景主以茵陈蒿汤，但此证身目发黄而非腹满，乃心下痞痛，《伤寒论》曰："小结胸病，正在心下，按之则痛，脉浮滑者小陷胸汤主之"。本病心下按之痛，是痰热结滞在中上焦，气分痹阻，舌现白黄，是小陷胸汤证。盖茵陈蒿汤中大黄、栀子并用，导湿热从小便出，是中下焦药，为竖降法；小陷胸汤，取瓜蒌之甘润，不用大黄之苦寒，因中上焦只宜缓解，而黄连与半夏同用，辛开苦泄，是亦协同瓜蒌成缓解之功，为横拓法。若还用直下之剂，则药过病所，反致无功，药法随病机以赴，方能合拍，小陷胸汤加枳实主之。

瓜蒌实大者1枚，黄连9克，半夏18克，枳实9克，以水600毫升，先煮瓜蒌，取300毫升，去渣，再下黄连、半夏等，煮取200毫升去渣，待温分三次服。

此煮法是仲景所倡，先煮瓜蒌，分温三服，都是缓解上焦之法。

论读古医书与临证

读古书应当知道时代的背景，包括文物制度以及语言的演变。对古代遗留下来的东西，我们要以历史唯物主义的观点去分析它，认识它，只有这样，才能晓得古人针对着当时那种实际情况写成的。如果以现代的眼光，去衡量古代的事物，往往会错认或苛责古人。因为这些古代著作，都是不同时代的社会产物，因此都有它的历史局限性，不容加以臆测。例如张仲景的《伤寒论》，写在他宗族之人死于伤寒者过半之后；李东垣的《脾胃论》写于金元"离乱"之际；叶天士的《温热论》写于清代"承平"之时。不了解写作的时代背景，不以历史唯物主义观点去分析，就会责备仲景忽略温热，东垣囿于内伤，天士违背古典著作，而犯唯心主义的错误。至于语言文字学，更有时代性，若不了解这一点，而以现代语言文字的习惯，望文生义地去读古人的文章，往往有所失而不能获得真意。例如张仲景的《金匮要略》痰饮咳嗽篇，痰饮有二义，篇名中之痰饮，是津液为病之总称，篇内条文之痰饮，是为水在肠间动摇有声之流饮。日人丹波氏云："痰，本作淡"。王羲之《初月帖》："淡闷干呕"。宋·黄伯恩《法帖刊误》云："淡，古淡液之淡"。我们若把痰饮作今义"稠则为痰，淡则为饮"，那就缺乏语言文字历史观点而失掉了该词的真意。诸如此类甚多，若失于讲求，则坐对古书不能通晓。

一、读书宁涩勿滑 临证宁拙勿巧

读书宁涩勿滑。要扎扎实实地用功，对古代著作，一句一句地读下去，一字一字地读下去。所谓宁涩，就是不懂时不要放过去，向师友请教，查字汇词典，务使懂得后再往下读。看似涩滞难前，而日积月累，由少而多，由浅而深，千里之程，积于跬步，功深养到之候，恰是豁然贯通之时，归根结蒂，似迟反快。所谓勿滑，就是不要顺口读过，不求甚解，否则一日如是，日日如是，表面似快，实际等于不读，这种自欺欺人的读书，应悬为厉戒。

学习中稍浅尝即以为有得，其实是捉摸光景，模糊印象，秀而不实，实际并无所得，究其实质是自满作祟。这样是学不好的。

认真读书，说来容易，其实很难。往往因一字而查遍各书，因一义而询遍师友。坚持开卷不放过一字一义，这是需要决心和毅力的。

临证宁拙勿巧。见证状要进一步追求疾病的本质，不可仅仅停留在寒热虚实的表面上。立方遣药，要讲究主次的配伍，不能以套方套药应付。若遇到大证与杂证，要格外讲求，务期细密，才能丝丝入扣，恰合病机。"大巧若拙"，就是这个道理。

总之，没有拣便宜的学问，没有不费力气的成功。滑与巧里面都藏有侥幸心的成分，于学问是皮袭貌取的，于工作是不安本分的。踏踏实实、勤勤恳恳，是毛主席教导我们对一切学习和工作应当坚持的态度。

二、医律务求过细

近年来我在临床上尝碰到一些疾患，病情虽比较复杂，而病势却有痊愈的可能性。可是着手治疗下去，不但不能从心所欲地解决得很好，反而有时起到反作用，甚至枝节横生。自己的苦闷不用说，主要的是解决不了病人的痛苦，扪心自问，负疚殊多。

我起初还以为病状严重，药难为力，病有它的特殊性，医药也有它的局限性，以自宽解。后来在老手前辈或朋友面前，见到他们对待大证或复杂证，在恶劣或繁烈的情势下，不颠顶、不急躁，有安排、有条理，恰如其分地治下去，对于一、二味药的出入，一、二钱分量的进退，都细心斟酌，毫不轻率，最后能收到起沉疴废疾的效果。视其理法平易，方药也平常，为此常请教此等诀窍何在？则谓医术"入细"，才可以理大证及复杂证。我恍然有悟，本着这个启示，返而求之于书，始知前此读书未能精透，只略解大意，未掌握细律；只粗涉藩篱，未深入堂奥，无怪乎临大证而不能举，临复杂证而不能理。

古人有诗云："晚节渐于诗律细"。我自受到临证教训后，体会到"晚节渐于医律细"，以自警励。

尝思"细"既不是轻淡，也不是琐碎。轻淡则流于薄弱，薄弱则无力；琐碎则陷于支离，支离则不能集中。所谓"入细"，要有法度、有组织。举方剂的配伍为例，《伤寒论》治"汗出而喘，无大热者，可与麻黄杏仁甘草石膏汤"，方中麻黄伍以石膏，麻黄辛温，石膏辛寒凉，凉可监制温，使麻黄不得逞其慓悍发散之力，而无碍于汗出一证。同时辛与辛又同气相求，而辛凉亦具有透表的功能，肺热而喘，可资清解。是麻黄与石膏相伍，实寓有互相制约、互相依赖的作用。假若把辛凉之石膏易以苦寒之黄连或黄芩，则虽亦能监制麻黄辛温之性，而降下与发表背道而驰，势必牵引了它的透解作用，如何能达到清宣理肺的目的呢？且石性药石膏之量，多草本药麻黄一倍，量之轻重，亦权衡得当。这样一个与病机合拍的方药配伍，才可以谓之"入细"。又如《世医得效方》的玉屏风散，黄芪能补三焦而实卫，是补剂中的风药；防风遍行周身，为风药中之润剂。黄芪恶防风，此方取其相恶适所以相须之用。防风佐黄芪以固表而不恋邪，且辛润又不致伤津液，若易以辛燥之羌、独活，则于卫虚久汗之症为不适宜了。

　　清代温热家药法之细，超轶前人，略举一二，以见其例。《温热经纬·陈平伯外感温病篇》："风温证，身灼热，口大渴，咳嗽烦闷，谵语如梦语，脉弦数，干呕者，此热灼肺胃，风火内旋，当用羚羊角、川贝、连翘、麦冬、石斛、青蒿、知母、花粉之属，以泄热和阴。"王士雄按云："嗽且闷，麦冬未可即授，嫌其滋也。（汪曰桢按：徐洄溪谓麦冬能满肺气，非实嗽所宜，是也。）以为大渴耶？已有知母、花粉，足胜其任矣。木火上冲而干呕，则青蒿虽清少阳而嫌乎升矣。宜去此二味，加以栀子、竹茹、枇杷叶则妙矣。"杨照藜云："议药细极微芒，读者不可草草读过。"《温热经纬·薛生白湿热病篇》第二十条："湿热证，数日后，汗出热不除，或痉，忽头痛不止者，营液大亏，厥阴风火上升，宜羚羊角、蔓荆子、钩藤、玄参、生地、女贞子等味。"王士雄按："吴本无女贞，有白芍。"杨照藜云："白芍不如女贞。"王又云："蔓荆不若以菊花、桑叶易之。"杨云："蔓荆最无谓，所易甚佳。"汪曰桢按："枸杞子亦可用，不嫌其腻。"以上两条，诸家均按病情证候推敲药味，使之与病机合拍。"入细"之处，足为后学法程。

正确理解和运用辨证论治

　　有人主张：中医治疗任何疾病，莫不根据四诊，明辨八纲，识别属于哪种证候群，然后确定方向，以八法施治，中心环节是掌握住证候群。认为慢性病和急性病皆可如此。以急性病论，必须摒除这是伤寒，那是温病，"伤寒方不可用治温病"的成见。这种主张是认为，无论张仲景《伤寒论》的六经，叶天士《温热论》的卫气营血，吴鞠通《温病条辨》的三焦，都是证候群的代名词，是他们根据长期临床经验，把错综复杂的证候，归纳成一簇一簇的证候群，并找出了实验有效的治疗方药。在治疗急性热病时，但见相同的证候群，就可相应地立法遣药，尽可不问病名。总之，"有是证，用是药"。如果死板地啃住病名不放，那就要犯教条主义的错误。

我认为上述主张，固然也部分地掌握了中医诊疗的锋利武器——辨证论治。但就辨证论治本身而言，还是不够全面。因为凡是一种疾病，必定有它一种起决定作用的基本矛盾，基本矛盾的存在就是疾病本身的存在，没有它，该疾病特定本质就都丧失。基本矛盾在一种疾病的所有矛盾中，具有决定性意义，并贯串在该疾病从产生到消灭的整个过程之中。一种疾病的基本矛盾，都有其特殊性，藉此才能把此一疾病与其他疾病从根本性质上区别开来。换言之，疾病的特殊本质由它自身所具有的特殊基本矛盾所规定。

在中医辨证论治中，之所以有伤寒与温病之分，乃系各有其特殊的基本矛盾之故。伤寒是寒邪，发展较缓，温病是热邪，发展急剧，较易传染。就现代医学而言，流行性乙型脑炎的病原体，异于流行性脑脊髓膜炎的病原体，麻疹、菌痢、疟疾等，均各有其特定之病原体。不同的病因，与机体发生不同的联系，引起机体不同的反应，从而形成了不同疾病间之区别。这种基本矛盾，是客观存在的。

根据四诊，明辨八纲，观察属于哪种证候群，即用哪种方药的"有是证，用是药"，是着眼于解决疾病发展过程中某一阶段的"主要矛盾"。所谓"主要矛盾"，是某一疾病在其发展的一定阶段、一定时期内起主导作用的矛盾。每一疾病，在其自身发展的全过程中，会经历几个不同阶段，各阶段决定于它所包含的主要矛盾。主要矛盾决定着和标志着疾病发展的阶段性。区分疾病发展中的阶段，必须以其主要矛盾为依据。

伤寒在六经中出现的各个不同证候群和温病在卫气营血或三焦出现的各个不同证候群，都直接反映着主要矛盾；而当深入研究时，它们又常常在不同程度上，从不同角度，以不同形式反映着基本矛盾。在治疗工作中，要解决的中心环节有时不一定是疾病的基本矛盾，而是主要矛盾。当基本矛盾相对稳定不变时，主要矛盾可能由这一矛盾过渡到那一矛盾。主要矛盾可与基本矛盾一致，也可能不一致。在主要矛盾与基本矛盾不相一致时，就需要抓住主要矛盾，当然也要注意到基本矛盾，否则就不能了解基本矛盾和主要矛盾的辩证关系，也就不能正确解决这些矛盾。曾治一少女，患疟疾，前医曾用柴胡、常山等，不效，详诊其证，发热盛，汗出多，渴喜饮，脉洪大（而不是疟脉必弦），遂予白虎加桂枝汤而愈。可见，单纯用疟疾"特效方"的观点是不行的。在这种情况下，解决基本矛盾的任务退居于次要地位，解决主要矛盾成为首要任务。但是，又不能随便想怎样解决主要矛盾就怎样解决，解决主要矛盾服从于对基本矛盾的解决，必须有利于解决基本矛盾，最低限度也不能妨害基本矛盾的解决。这样，才不违背辩证论治的"标者本之，本者标之"的特殊规律性，才符合辩证论治的基本精神，而不致形成简单的对病治疗。所以中医治疗伤寒用汗法、下法时，无论采用何种方药，都固守着"发表不远热，攻里不远寒"的原则，以辛温、苦寒直折其邪，是服从于伤寒伤阳这一基本矛盾的。治疗温病时，则泻阳之有余，实其阴以补其不足，因而有忌汗、忌利小便等禁则，是服从于温病伤阴这一基本矛盾。

总之，只认识到疾病发展过程中一时期、一阶段中的主要矛盾，而不顾始终起决定性作用的基本矛盾，那是只重视现象而忽视本质，把辨证论治庸俗化了，甚至变成"头痛医头，腿痛医腿"的对症治疗；反之，要是一味强调疾病的基本矛盾，而忽视不同阶段的主要矛盾，那就是孤立的、静止地看问题，把复杂的事物简单化，难免把辨证论治机械化了。两者都有片面性。

中医的辨证论治是一个完整的整体，既不孤立地辨证，又不孤立地论治，两者能结合得恰到好处，在临床上丝丝入扣，曲当病情。而方药则必须反映辨证，如毒痢用黄连，疟疾用常山，治阳黄用茵陈、栀子，阴黄用矾石等，都是针对特殊疾患基本矛盾的特效药。茵陈是解决基本矛盾的，但证不同，也有不同的配伍，热盛与黄柏、栀子同用，寒则与四逆辈同用，这又都是解决主要矛盾的。无论如何，在解决主要矛盾时，处处都要照顾到基本矛盾。因伤寒是寒邪，所以在太阳则用麻桂，在阳明必待寒邪化热，热结在里时方用白虎、承气，纵然如此，还提出了"下不厌迟"（温病则相反，是"下不厌早"）的原则，以防里热不实，下之过早，导致伤阳；少阳则用柴胡；三阴则用四逆辈。温病为热邪，于上焦用银翘、桑菊，于中焦用白虎、承气，于下焦用复脉、三甲等，均是注意了顾护其阴。伤寒注意津液，温病尤其注意津液。惟伤寒多急下存阴，温病多甘寒养液。乍看似乎相同，实不一样。存阴是因阳盛，养液是缘阴亏，温病之热邪最易化燥伤津，热愈炽则津愈亏，津愈亏而热愈炽，结果导致疾病恶化。所以，温病医家有"留得一分津液，保得一分生机"之说，可见是如何重视津液。但保津养液，也应当适时、恰当，不是一味蛮保滥养。一般温邪在表未致伤津时，不宜早用粘滑滋腻之药，以免恋邪遏邪。叶天士谓此时应当用苦寒，直清里热。何廉臣谓："凡温热病之宜于苦寒者，切忌早用甘寒，盖因苦寒为清，甘寒为滋。"这是辨证论治的关键，亦是精微所在。又苦寒直降虽为清泄法，乃是一意为肃清伏火而设，若伏火熏蒸，膏液化为胶涩则宜采用苦辛开泄法。因清泄是直降（如黄连解毒汤、黄芩汤等），开泄是横疏（如小陷胸汤、黄芩加半夏生姜汤等），分际最宜斟酌。叶天士谓："舌白不燥，或黄白相兼，或灰白不渴，慎不可乱投苦泄，……虽有脘中痞闷，宜从开泄。"辨证差之毫厘，施治则谬以千里。所以辨证论治既要有整体观，服从于疾病的基本矛盾；又要注意阶段性，侧重在主要矛盾上，才能急其所急，缓其所缓，恰合分际，不失机宜。

将疾病的基本矛盾和主要矛盾加以区别，对于正确地认识和妥当地解决具体问题有着重大意义。可使对疾病的认识更加明确，治疗更为精当，而且有利于中西医学术的进一步结合。

略论医药结合

祖国医学药学从不分家，医生用好了方药，才能取到预期的效果。"医药结合"，是理论联系实际的一个重要方面。若搞不好，医药脱节，就会产生一些不良的后果。

现在先从方剂和药量的一些问题谈起：疾病不外急性和慢性两种。急性疾病包括传染病，从现代医学上看，多是细菌和病毒的感染，来势猛，发展快，危害大。治疗这种病，要抓住基本矛盾（指辨病）和矛盾的主要方面（指辨证），选方用药要单纯，要有力量。例如：张仲景治疗伤寒（指热性病），在三阳实证，太阳病用发散药，无汗麻黄汤，有汗桂枝汤，夹有夹杂证，都在这两个方子上加以消息；少阳病用和解药，大、小柴胡汤；阳明病用清、下药，经证白虎汤，腑证三承气，这是"治病留人"。在三阴虚证以四逆辈，"留人治病"。于药量上，主药有多至八钱者（大、小柴胡汤中的柴胡），有多至一两六钱者（白虎汤中的石膏）。其余辅佐药则二、三钱，药品少至三、四味，多则六、七味，忌杂药滥投，以致药力分散。这种少而不漏，专而有力的用药方法，是很可取的，我们不可以嫌它药少量轻，应当继承它，发扬它，再用现代科学方法整理它，以光大这种传统疗法的优越性。

慢性病患，若病情单纯，也可以迳取温、清、消、补等方法，药味不要多，药量不要重，直截了当地解决问题。若病情复杂，则以复合方剂照顾到比较多的方面，或分成小量频投，或予以丸散长服。这种相机以进"有方有守"的措施，是符合慢性病的病理机制的。例如李东垣虽是以多味药治理慢性脾胃虚弱症的能手，但多而不杂，且在药的用量上有很丰富的经验，或少量一剂煎服，如补中益气汤，总量仅三钱二分；葛花解酲汤，每服二钱，这是治疗比较急的脾胃病；若治缓慢的脾胃虚弱症方剂，如升阳益胃汤，粗末煎服，每次半两……等等，这么轻的药量，是不是能够举病？我在初学医时，读东垣书，也有这种怀疑，认为现代临床医生所疏的方剂一帖少则四五两，多则八九两，甚至有达一斤上下者，还有时不能举病，这种每帖只不过三四钱的轻量小剂、如何能医好病证呢？后来临床既久，才逐渐体会到，用药在对证合拍，不在方剂大小（有例外后面再谈，这是指的普通施治），而长期的虚弱尤其是慢性脾胃虚弱症，多因"饥困劳倦"而得，导致生理机能衰减，出现胃呆纳少，每天进食不过二三两，还觉得脘闷腹胀，这纯粹是脾胃功能不健康的表现，若再日夜投以两次大量药物煎剂，只会给脾胃加上负担，增重疾病。再说，脾胃的慢性疾病，来势既缓，去之哪能过速，必须缓缓以小量药扶持，假以时日，由量变达到质变，脾胃生气得到复苏，才算痊愈。东垣方药小量频投的方法，是合乎辩证法的。

东垣治病，没有用大方的时候吗？当然有。方药和用量视病情而定，哪有大小拘于一格之理，古人立"七方"之规，早划出制方的轮廓，东垣在医术上是有所创获的，于方药用量上是不会执着的，大量例如，当归补血汤，黄芪一两，当归二钱即是。又如王清任补阳还五汤，黄芪四两，归、芎、芍药、桃、红、地龙不及芪量的十分之一，各有所当，不能一律，这是一方中用量的多少，后面再谈。又如《疫疹一得》中清瘟败毒饮，治表里俱热，气血两燔的大症，大剂将近一斤，中剂约半斤，小剂亦四两余。这里用黄芪补气，非大量其效不显，是药物所具的特殊个性，它药不能例比；清瘟败毒饮石膏用四两，因石膏是石性的，水煎有气无质、非大量无退热作用，甲介类药如龟甲、鳖甲、石决明、牡蛎等水煎也用大量，理亦如是。其他药物之特点，宜大量宜小量者尚多，在传统习用上都有记载，兹不赘述。

药量以有效为准则，几千年来，前人积累许多宝贵经验，并在药量上摸索出规律，如三钱已能达到有效者，何必超过此数而用大量。况药有偏性，积久大剂频进，会使脏腑有不能应付之虞，慢慢发生问题，不过当时不能觉察罢了，在临床之际，往往遇到这种被药所误的病人。要有敢想敢闯革命精神，但须把革命精神和科学态度结合起来，贯彻发掘与提高的原则，认真学习先进经验，通过实践，用唯物辩证法分析综合，使其具有科学性，才能推陈出新，有所创造，有所前进。

在整个制方时，用量轻重的调剂，在治疗中关系极大，前人对此比较有斟酌而主次得当的人，有明末清初傅青主，约举二例如下。

完带汤：治白带。白术、山药各一两，人参三钱，白芍五钱，车前子三钱，苍术三钱，甘草一钱，柴胡六分，陈皮、黑芥穗各五分，水煎一次服。

统观本方，是以静药为主的方剂，故其量极重，引经报使的动药量极轻，轻重适宜，所以应用到临床上，效果颇显。

温经摄血汤：治经水后期。大熟地一两，白芍一两，川芎五钱，白术五钱，五味子三分，柴胡五分，续断一钱。

本方在用量上多寡的差别很大，是针对病情制定的。

方剂内药量的加减方面：一味药量的增损即能改易其功用，治疗不同病症，例如：张仲景桂枝加桂汤，即桂枝汤原方桂枝量加二两，按现在适用量，桂枝原为三钱加二钱，共成五钱之量，以寻常眼光看，还是治中风有汗之桂枝汤，但却不然，它因二钱分量之加，改治奔豚症，气从少腹上冲心者。我曾治一妇人，患奔豚症二年，他医投大剂治奔豚之方药多剂未效，我投以此汤，六剂后即痊愈，最近追访，年余未发。又《金匮要略》中小承气汤、厚朴三物汤、厚朴大黄汤药味相同，只有分量不同，则治三种不同病证，原书可按。药物用量的增损，关系重大。

又在复合方剂中，改换一味药，则能治疗迥不相同的疾病，例如：麻黄汤、麻杏石甘汤、麻杏苡甘汤三方，同以麻黄为主药，都是辅以杏仁，使以甘草。一则配桂枝，为治伤寒无汗之重方；一则伍石膏，为治汗出而喘之良方；一则伍苡仁，为治风寒湿痹之轻方。一药变则全方作用全变者，主要是配合之妙，配合愈妙，则疗效愈大，而且疗效愈速。然配合不当，反受大害。仲景这种示后世以规范的著作，我们临床医生，应当继承和发扬之。

又药物用量因病而异。例如：黄连用以健胃消痞，用量一钱，《伤寒论》中五泻心汤即是；用以解毒清热，用量达三四钱。又石膏在白虎汤中，与知母相配通用量可达一两六钱以上；在麻杏石甘汤中，与麻黄相配，通用量不超过八钱。病情有重有轻，药量亦因之而异，轻重是不可以齐头并肩的。

又药量有因煎剂丸散而异者。例如甘遂，用散不过三分，过则引起呕吐的反应；若水煎则可重至一二钱。石膏为末服二钱，可抵水煎一两之量。药物中之剧毒剂，用量恰到有效量，确能拔大毒，起大证；若超过有效量而至中毒量与致死量，则贻害身体，危及生命。例如：水银、马钱子、砒石、斑蝥等，或内服外敷，在医学杂志上，常有中毒死亡病例的报道。我认为，若使用这类剧毒药，非有传授实践或动物试验，掌握了准确的有效量及适应证，不能付之于临床误人生命。

再说革新方剂和用量的问题。我们对祖国医学，决不能守旧不前，应当随着社会主义建设事业的发展而提高，把古代受历史条件限制的推测臆想的见解，在中西医团结合作下，逐步地加以整理去粗取精，为创造我国统一的新医学新药学奠定基础。

现在中药研究方面，应用现代科学方法，研究其有效成分，验证其疗效，是必要的。但要注意到，中医传统用药治疗，多采取复合方剂，很少使用单味药，中医方剂的形成，多是在单方单药不能泛应曲当的情况下，再看病机的趋向辨明寒热虚实表里的属性，根据证候的不同情况，加上相应的药味，积累而成的复合方剂，这种形式，是由简单到复杂，由低级到高级的发展，历代行之有效，因此我们不能停止在单味药的道路上。从某种意义上说，搞单味药太单纯，太死板，不能全面地适应疾病的发展和变化。我认为，两味或三味有配伍性的药味，例如：惯用的荆芥、防风，乳香、没药，三棱、莪术等等，有一定规律，这样去研究，虽比较复杂些，但接近传统中医用方剂治病的特点。

再有的把复合方剂在动物身上做试验，也初步看到了解决方剂理论问题的苗头。记得某中药研究机构，把五苓散注射到造成人工尿闭的动物身上，观察利尿作用。所得结果，用仲景五苓散原量，利尿作用很强。用药均等量，则利尿作用减低，颠倒药量，则利尿作用更减低，这就说明了传统五苓散用量的合理性。止痉散通过多少年人体实验，观察到它的止痉作用。无论是用单味的蜈蚣或单味全蝎，都不如合用止痉力强，这也说明传统上经常两味药相配伍，具有相互促进的作用。像这样做，可能把简单配伍药味的相互促进、相互制约、相互依赖、相互转化的作用，初步解决一些。不过这种工作，需要相当大的人力物力，更需要相当长的时间，必须中西医善于结合，才能完成这样一个艰巨而又光荣的任务。

谈民间验方的整理研究

流传在民间的单方、秘方和验方，是我国劳动人民长期与疾病作斗争的产物，是宝贵的医学遗产的一个组成部分。我国古代的一些医学古典著作，也有不少是从收集、整理民间单方、秘方、验方做起的。考察前代较系统、实用而有价值的医学著作，首推张仲景的医书，他序言中说是"勤求古训，博采众方"而编纂成《伤寒杂病论》。书中所列的如常见的桂枝汤证、麻黄汤证、"但见一症便是，不必悉具"的少阳经小柴胡汤证，"三阳多变证"引导人们要按证用药；三阴应扶正，指出要用四逆辈温法。此种整理研究，概括而系统化，有规律可循。这是与他博采众方、精心结撰的科学态度和不断实践的勤勉精神分不开的。其次则应推唐代的孙思邈，他以百余岁高龄的优越条件，旁搜博采，不但囊括"海内医方"，还包括所谓"殊方异域"的方剂如古代印度效方耆婆万病丸等同炉共治，自命《千金》，勤于采访，不蹈前规，不事抄袭，他自云晚年才由江南保密人手中得到仲景《伤寒论》编排于《千金翼方》中，上续汉晋，下启宋元。当然，收集整理民间有效方药比较好的，还不仅限于仲景与思邈，仅举他们二人以见一斑。

单、秘、验方有的寥寥几味药，有的五、六十味复合，有的是大毒如白砒、轻粉，有的是甘、麦、枣等常用的普通的药物，有的有珍珠、玛瑙、珊瑚之类珍贵之品等等，我们应多方面研究，不要"师心自用"，以意去取，或谓"毒物害人"，或谓"杂品不纯"，或谓"珍品价贵"，或谓"贱品无用"，首先要以临床有效为标准。如云南治麻风的黄花断肠草复方，内含中草药五十一种，有十余种大毒品，单服或以水煮服可中毒，但复方用之可治病。又如《千金方》耆婆万病丸由蜥蜴、芫青、甘遂、大戟等毒烈之品汇聚成方，恽铁樵自服，治愈多年痼疾。我也曾用于一妇女经水不通、大小便畅之少腹如臌难名之奇症，而获速效，臌症消失。所以既不要轻视单方的简单，更不要忽视成方的"陈旧"。有的秘方献出以前人人惊为神秘，献出后看出是通常药物，看不起，不知"千方容易得，一效最难求"。中医成方，不下数万，但成方多经实际应用，经过实践的检验，所以应予重视。

我曾向河北同乡一名针灸医生学习过一个已经绝传的"大灸法"。这种灸法不同于寻常，治虚弱不能起床之症很有效，他毕生不传人，在其去世前夕，曾传予我与二三同好，那种背与腹灸点的布置，艾球的大小，咸萝卜片的厚薄等，纵教口授十分详细，若不亲自见习与操作，是不会用或用不好的，实践检验比一纸相传、片言口授要重要得多。我国地大物博，中草药丰富，历史悠久，验方很多，应当认真发掘整理研究，服务于人民。

论痰和饮的证治

（一）痰饮沿革史

祖国医学关于痰饮的记载，始见于最早的医籍《内经》。《素问·六元正纪大论篇》谓："太阴所致，为积饮痞隔"。《素问·气交变大论篇》云："岁土太过……民病腹痛，……甚则……饮发，中满，食减，四支不举。"类似记载，该书中还有多处。

《金匮要略》则有专篇论述，有证，有方。此后关于痰饮之阐述证治日多，所述更详。《金匮要略·痰饮咳嗽病脉证并治》称痰饮有四："有痰饮，有悬饮，有溢饮，有支饮。""其人素盛今瘦，水走肠间，沥沥有声，谓之痰饮；饮后水留在胁下，咳唾引痛，谓之悬饮；饮水流行，归于四肢，当汗出而不汗出，身体疼重，谓之溢饮；咳逆倚息，气短不得卧，其形如肿，谓之支饮。""痰饮"应作淡饮，《金匮要略》四饮曰悬，曰溢，曰支，皆就饮之情状而命其名，皆是虚字，则痰饮不应特用实字，应是淡饮。淡与澹通，《说文解字》所谓"澹，水摇也"可证。《金匮要略》中所称"浊唾"、"涎沫"、"涎唾"等即系后人所谓的痰。

《诸病源候论》有痰与饮之别。痰分热痰、冷痰、鬲痰、痰结等，饮分六饮，曰：悬饮、溢饮、支饮、癖饮、留饮，流饮。《千金方》有五饮：一曰留饮，停止在心下；二曰澼饮，水澼在两胁间；三曰淡饮，水在胃中；四曰溢饮，水溢在膈上五脏间；五曰流饮，水在肠间，动摇有声。

今人，以稠粘者为痰，稀薄者为饮。今之痰，古人为涕、唾、涎沫。

（二）痰饮成因

痰饮系一病理产物，乃过量之体液（或呼吸道分泌液，或胃肠道分泌液，或某些病变器官组织内积存的分泌液等）停潴于局部所成。因病而生痰者，有热痰、寒痰、风痰、湿痰、燥痰等。因痰而致病者有痰饮、痰火、痰包、痰核、痰疟、顽痰、伏痰、宿痰等病证。不论因病生痰，或因痰致病，均与肺脾二脏有密切关系。六淫病邪犯肺多生痰；脾阳虚弱，水湿停聚亦可形成痰饮。故有"脾为生痰之源，肺为贮痰之器"之说。朱丹溪曰："痰之源不一，有因痰而生热者，有因热而生痰者，有因气而生者，有因风而生者，有因惊而生者，有积饮而生者，有多食而成者，有因暑而生者，有因伤冷物而成者，有脾虚而成者，有饮酒而成者"。

其生成还可因体质而异，肥人多痰，瘦人多饮。

（三）痰生百病，怪病生于一痰

痰饮病所多在呼吸道、胸腹膜及胃肠间；故痰饮中多为消化器病和呼吸器病，或客于经络四肢，随气升降走行，遍于周身。在肺经谓之气痰，在肝经谓之风痰，在心经谓之热痰，在脾经谓之湿痰，在肾经谓之寒痰。

痰浊随气升降，无处不到。痰迷心窍，则神昏癫狂，风痰窜动，可发惊风、痫症；痰浊上冒则心悸、眩晕；痰湿上泛，则恶心、呕吐；痰停胁肋，则胸膺疼痛，喘咳痞闷；痰水互结，可生癥病；痰阻经络，可致半身不遂；痰流肌肤，可生痰核、阴疽；流注关节，可成鹤膝；或致偏正头痛、妇人带下等症。痰核流注，乃稀薄之痰液循经络流注停留于局部，又称湿痰流注。是脾湿困于皮肉组织失健，对湿不能吸收或排出而形成。其大小、多少常不恒定，西医之粉瘤多属此类。

不少疑难怪症常与痰有关，所谓"怪病生于一痰"。如眩晕似坐舟车，精神恍惚，口眼𪬢动，眉棱耳轮俱痒，颔腮四肢游风肿硬，满口牙浮，痛痒不一，鼻闻香臭，喉间豆腥气；或吐痰如墨汁破絮、桃胶蚬肉，或心下如停冰铁；或背寒如掌大；或塞于咽喉，状如梅核；或一肢痛硬麻木，或胁稍癖积成形；或二便时夹如脓汁之物；或关格不通；或浑身习习如虫行；或胸腹间如二气交扭；或嗳嗳连声，状如膈气；或作恶梦，甚至形成癫狂；或如毛虫所螫；或晴阴交变之时，胸痞气结，闭而不发，则齿痒咽痛，口糜舌烂，及其奋然而发，则喷嚏连声，初则涕唾稠粘，次则清水如注；或眼前黑暗，脑后风声，耳内蝉鸣，眼烂肉惕……其状万变，难以尽述。一般可用滚痰丸治之。

（四）痰饮诊断

1. 证候 痰饮证候，甚为庞杂。痰饮停于三焦，则见喘咳，干呕吐涎，或噫或气短，心下虽满痛，揉之作水声，甚或腰重足肿，下利溺少，面目两手肿而且亮；倘痰饮滞于胸膈，则见头目眩晕，怔忡心悸，耳鸣颊赤，眼皮及眼下有烟雾灰黑色，烦虑膈热，口干思水，痞膈壅塞，吞酸嘈杂，胸胁痰饮有声，二便滞赤，甚则神昏如迷，口吐涎沫，气喘息粗。眼黑而面带土色，四肢痿痹，屈伸不便者，风湿痰之见证；眼黑而行走呻吟，举动艰难，遍体骨节疼痛，为入骨痰；眼黑而气短促者，为惊风痰；夜寐自醒是为存食，惊醒是为痰因。郁痰浊，老痰胶，顽痰韧，食痰粘，皆滞于内，不得升降。

2. 脉候　饮脉皆弦微沉滑。左右关上脉滑大者，痰在膈上；关脉洪者，痰随火动；关脉浮者，痰因气滞；若老痰，火痰，坚韧胶固，结伏于经络之间，碍其流行之道路，运行濡滞者，其脉必涩不滑，甚费调理。脉沉者有留饮；双弦者寒；偏弦者饮；若一臂不遂又移一臂，其脉沉细者，非风，必有饮在胸上。

3. 舌候　杂病痰饮，舌候多不甚显。若温热病传里，则舌苔转黄转黑转燥；而有痰饮在胸膈，则烦躁谵妄，沉昏之证俱备。但舌色白润，间有转黄转黑者，亦必仍有滑苔，或满舌黄黑，半边夹一二条白色，且苔滑而无根，或舌根舌本俱黄，中间夹一段白色，或舌如积粉，则痰湿更盛。

（五）痰饮治法

脾为生痰之源，肺为贮痰之器，治痰不理脾肺，非其治。庞安时常云："人身无倒上之痰，天下无逆流之水，故善治痰者，不治痰而治气，气顺则一身之津液亦顺矣。"故痰饮治疗之大法是顺气为先，继以实脾燥湿，而分导次之。

张景岳云："痰之为病，必有所以致之者。如有因风、因火而生痰者，但治其风火，风火熄而痰自清也；因虚因实而生痰者，但治其虚实，虚实愈而痰自平也。未闻治其痰而风火可自散，虚实可自调者。"张氏之说，是治病必求其本，"先其所因，伏其所主。"凡痰饮咳嗽，不可盲目止咳，见咳止咳乃庸工。咳嗽乃病之反应，从人体保护自身，清除病理产物角度看，咳非歹象。故热痰则清之，湿痰则燥之，风痰则散之，郁痰则开之，顽痰则软之，食痰则消之。

喻昌云："后世治痰饮有四法：曰实脾，燥湿，降火，行气。实脾燥湿，二陈二术最为相宜，若阴虚则反忌之矣。降火之法，须分虚实，实用苦寒，虚用甘寒，庶乎可也。若夫行气之药，诸方漫然，全无着落，谨再明之。风寒之邪，从外入内，裹其痰饮，惟用小青龙汤，则分其邪外出，而痰饮从下出也。浊阴之气，从下入上，裹其痰饮，用茯苓厚朴汤，则分其浊气下出而痰饮上出也。"

张景岳又云："痰有虚实，不可不辨。……凡可攻者，便是实痰。不可攻者，便是虚痰。……实痰……宜行消伐，但去其痰，无不可也。虚痰……但宜调补，若或攻之，无不危矣。且凡实痰本不多，其来也骤，其去也速，其病亦易治……虚痰反多，其来则渐，其去则迟，其病亦难治"。"脾胃之痰，有虚有实。凡脾土湿胜，或饮食过度，别无虚证而生痰者，此乃脾家本病，但去其湿滞而痰自清，宜二陈汤为主治，或六安煎、橘皮半夏汤、平胃散、润下丸、滚痰丸之类，皆可择而用之。若胃寒生痰而兼胀满者，宜和胃二陈煎，或兼呕吐而痛者，宜神香散。或为饮食所致，宜加麦芽、神曲、山楂、枳实之类。……惟脾虚饮食不能消化而作痰者，其变最多，但当调理脾胃，使其气强，则自无食积之患，而痰饮即皆血气生矣。若脾气微虚，不能制湿，或不能运化而为痰者，其证必食减神倦，或兼痞闷等证，宜六君子汤或五味异功散之类主之，金水六君煎亦妙。又有劳倦本以伤脾，而疲极又伤肝肾，脾气伤则饮食减少，或见恶心，肝肾伤则水液妄行，或痰饮起自脐下，直冲而上，此脾肾俱伤，命门土母之病也。虽八味地黄丸乃其正治，然无如理阴煎其效更如神也。或加白术、陈皮亦可。"

又云："肾经之痰，水泛为痰者也，无非虚证。有以肿胀而生痰者，此水入脾经……。脏平者，宜六味地黄丸、左归饮之类主之。脏寒者，宜理阴煎加减、金匮肾气丸、八味地黄丸之类主之。其或宜温燥者，则单助脾经亦能化湿，惟六味异功煎及理中汤、圣术煎俱可酌用。有以虚损而生痰者，此水亏金固，精不化气，气不化精而然，使不养阴以济阳，则水气不充，痰终不化，水不归源，痰必不宁，宜以左归、右归、六味、八味等丸，酌其寒热而用之。"

又谓："风寒之痰，以邪自皮毛内袭于肺，肺气不清，乃致生痰，……但从辛散，其痰自愈，宜六安煎、二陈汤，甚至小青龙汤之类主之，其有风寒外袭，内兼火邪者，亦可兼用黄芩。若血气兼虚者，不得单用消耗，宜金水六君煎主之。若伤寒见风而兼发热嗽痰者，宜柴陈煎主之，或金水六君煎加柴胡亦可。"

有人坐处，吐痰涎满地，其痰不甚粘稠，只是沫多，此气虚不能摄涎，不可用利药，宜六君子汤加益智仁以摄之。

若"咳逆上气，时时唾浊，但坐不得眠，皂荚丸主之"（《金匮》）。

饮邪属湿，其性阴，其治非温不可。故仲景云："病痰饮者，当以温药和之。"《金匮》治疗饮邪之效法效方甚多，开列数条于后：

"心下有痰饮，胸胁支满，目眩，苓桂术甘汤主之。"

"夫短气有微饮，当从小便去之，苓桂术甘汤主之。肾气丸亦主之。"

"病悬饮者，十枣汤主之。"

"病溢饮者，当发其汗，大青龙汤主之，小青龙汤亦主之。"

"心下有支饮，其人苦冒眩，泽泻汤主之。"

"支饮胸满者，厚朴大黄汤主之。"

"支饮不得息，葶苈大枣泻肺汤主之"。

"呕家本渴，渴者为欲解，今反不渴，心下有支饮故也。小半夏汤主之"。

"腹满口舌干燥，此肠间有水气，己椒苈黄丸主之"。

"卒呕吐，心下痞，膈间有水，眩悸者，半夏加茯苓汤主之"。

"假令瘦人，脐下有悸，吐涎沫而癫眩，此水也。五苓散主之"。

（六）痰饮方剂示例

1. 《和剂局方》二陈汤

姜制半夏 6 克，橘红 3 克，茯苓 3 克，甘草 3 克，加生姜。

半夏、橘红取其陈久，则无燥散之性，故名二陈。治一切痰饮为病，咳嗽胀满，呕吐恶心，眩晕心悸。治痰通用二陈（用治稀痰佳），而治稠痰则嫌药力尚弱。风痰加南星、白附子、皂角、竹沥；寒痰加半夏及姜汁；火痰加石膏、青黛；湿痰加苍术、白术；燥痰加瓜蒌、杏仁；食痰加枳实、瓜蒌、莱菔子、山楂、神曲；老痰加枳实、海浮石（为末冲）、芒硝；气痰加香附、枳壳；胁痰加白芥子；四肢痰加竹沥。

二陈汤加人参、白术名六君子汤，治气虚有痰；二陈加胆星、枳实名导痰汤，治顽痰胶固；二陈加菖蒲、旋覆花名六神汤，治产后神迷；二陈加枳实、桔梗名枳桔二陈汤，治渗出性胸膜炎；二陈加砂仁、枳实名砂枳二陈汤，行痰利气；二陈加柴胡、生姜名柴陈煎，治风寒发热咳嗽；二陈加杏仁、白芥子名六安煎，治痰滞气逆；二陈加干姜、砂仁名和胃二陈煎，治胃寒生痰恶心呕吐，胸膈满闷嗳气；二陈加黄连、栀子、生姜，治膈上热痰；二陈加枳壳、苍术、片姜黄名加味二陈汤，治痰攻眼肿，并治酒家手臂痛麻木。

2. 《证治准绳》荣卫返魂汤

何首乌、当归、木通、赤芍炒、白芷、小茴香炒、乌药炒、枳壳炒、甘草。

功在温通经络，消散痰饮。可用于治疗湿痰流注。亦可作散剂，散可走表，以治痰饮流注肌肤成核。痰核流注加独活、南星、半夏。气虚者去木通。

痰核流注，临床并非罕见。余曾诊马某儿媳孀居，郁结成痰核多处，四肢困倦，予营卫返魂汤加味：制首乌9克，当归9克，赤芍9克炒，木通6克，白芷6克，小茴香6克，枳壳6克，乌药6克炒，甘草6克，独活9克，南星9克，半夏9克。进十余剂，流注消散。

3. 加味小陷胸汤

栝蒌30克，川连3克，半夏9克，枳实6克，川朴6克，陈皮6克，连皮茯苓12克，治痰饮结聚，心下按之痛。

4. 雪羹加味煎

淡海蜇30克，荸荠2枚，生萝卜汁2匙。治热痰滞于膈上，或痰塞咽喉。

5. 《和剂局方》苏子降气汤

苏子、橘红、半夏、当归、前胡、厚朴、肉桂、炙草、生姜。一方加沉香。主治男女虚阳上攻，气不升降，上盛下虚，膈壅痰多，咽喉不利，咳嗽，虚烦引饮，头目昏眩，腰痛脚弱，肢体倦怠，腹痛如刺，冷热气满，大便风秘，涩滞不通，肢体浮肿，有妨饮食等。本方以苏子为主，其主要作用有三：一为除痰温中；一为降逆定喘；一为消痰润肠。苏子得前胡能降气祛痰，驱风散积；得厚朴、陈皮、生姜内疏痰饮，外解风寒；得当归能止咳和血，润肠通便；得肉桂能温中散寒。肾火微则痰湿上泛，痰饮停积又碍肾火，故用沉香、肉桂以温肾纳气归肾。本方肺肾同治，为治上盛下虚，喘咳诸证之良方（痰涎少者不宜用）。凡慢性气管炎、肺气肿，见该汤证者可用，举二案于下：

旷某，年40岁，夙患慢性气管炎，每逢秋凉，则患咳嗽。于1969年9月20日初次就诊于余。诊其寸脉弦滑，视其舌润而胖，有齿痕，症状见痰涎壅盛，肺气不利，咳喘频频。投以苏子降气汤原方，苏子8克，炙甘草6克，半夏8克，当归4.5克，肉桂4.5克，化橘红4.5克，前胡3克，川朴3克，生姜3片。水煎服。四剂咳喘见轻，复诊仍原方照服四剂，喘止咳平，嘱日后若遇风凉再复发时可按原方服之。

王某，年43岁，有肺气肿宿疾，于1970年5月22日就诊。切其脉右关浮大，咳嗽咯痰，呼吸不利，短气不足以息。患者自诉胸部满闷，周身无力，腰腿酸困，小便频数，午后两胫部浮肿。西医检查尚有肝下垂。因其脉右大而无力，主气虚，投以柴芍六君子汤，用以补气化痰，兼顾其肝。服四剂。27日复诊，腿肿见好，咳稍减，痰仍多，脉浮大如故，前方加苏子、桑白皮，再服四剂。6月3日三诊，咳稍轻而痰仍未减。乃改投苏子降气汤原方。咳与痰虽俱减，而胸满腰酸便数等症，未见消除。因考虑苏子降气汤是治疗咳喘的，就此而言，咳喘是矛盾的普遍性，而此例患者，还有其矛盾的特殊性，即胸满腰酸等证，而于原方中却未加入针对此特殊性矛盾的品味，难怪未能一起得到解决。于是加入人参以补气，加入沉香以纳气归肾，用肉桂治上盛下虚，更入冬虫草以化痰益气。服十余剂，诸症基本全除。

（七）用药法

热痰：宜天竺黄、牛黄、竹沥、青黛、黄芩、天花粉降膈上热痰。

顽痰：宜青礞石。

老痰：宜海浮石（为末冲服少许，多服易伤人）。朱丹溪谓海浮石热痰能降，湿痰能燥，结痰能软，顽痰能消。海蛤壳可软坚痰。瓦楞子、五倍子治老痰，佐他药可治顽痰。

胶痰：宜皂角、葶苈子。

稀痰：宜半夏、菖蒲。痰迷心窍菖蒲可开。

燥痰：宜贝母、瓜蒌。有痰而渴不用半夏，而用贝母、瓜蒌，因贝母寒润，故主脾家燥痰；半夏温燥，故主肺家湿痰。贝母为治火痰、燥痰及郁火生痰之妙品，无热之痰则不宜用。

酒痰：宜枳椇子、葛花。

风痰：多见怪证。宜白附子、南星、僵蚕、天麻。

寒痰：宜白芥子、橄榄等。白芥子能搜"皮里膜外"痰。

虚痰：宜加用黄芪。

食痰：宜莱菔子。

疟痰：宜常山。

治痰之药甚多，各有所主，上列诸条，择要举例而言。

论"伤寒发黄"

张仲景《伤寒论》中的发黄，是急性热病中的一种病变，有异于《金匮要略》中的黄疸病。仲景恐后人对急性病和慢性病的黄染症混淆起来，所以分立发黄和黄疸两个名称，而治法亦有所不同，所谓理密法严。

近年来急性黄疸型传染性肝炎不断有发生，我们临床所见的，是不是即属于"伤寒发黄"，而"伤寒发黄"是不是即包括了黄疸型传染性肝炎？都需要进一步用现代科学方法研究证明。我认为"伤寒发黄"视杂病黄疸更接近于黄疸型传染性肝炎，为了继承古人的经验，应用到现实的临床治疗中去，是有研究它的必要性的。兹详列《伤寒论》中发黄的条文和方剂，探讨它的理、法、方、药的规律性，以便比较适当地实施于临床治疗。

一、伤寒发黄条文之研讨

《伤寒论》中计有发黄的条文共 18 条：《太阳篇》6 条,《阳明篇》11 条,《太阴篇》1 条。

1.《太阳篇》第 6 条:"若被火者，微发黄色，剧则如惊痫，时瘛疭；若火熏之"。

此条发黄系因温病被火。按被火，古有用火治病方法，如烧针、烧地、卧灰、烫背等。微发黄之微字，与下句剧字相对，谓被火后变证之轻重，轻者但发身黄，重者惊痫瘛疭，而黄色亦深如火熏。今世仍采用烧针艾灸等法治病，温病误火发黄之症，临床亦或有之。

2.《太阳篇》102 条："得病六七日，脉迟浮弱，恶风寒，手足温，医二三下之，不能食，而胁下满痛，面目及身黄，颈项强，小便难者，与柴胡汤。后必下重，本渴，饮水而呕者，柴胡汤不中与也。食谷者哕。"

此条系表里虚寒之外感病，因误下而伤及肠胃，致使不能食，胁下满痛，面目及身黄，食谷哕。非柴胡汤之少阳证。

3.《太阳篇》116 条："太阳病中风，以火劫发汗，邪风被火热，血气流溢，失其常度，两阳相熏灼，其身发黄。阳盛则欲衄，阴虚小便难，阴阳俱虚竭，身体则枯燥。但头汗出，剂颈而还，腹满微喘，口干咽烂，或不大便，久则谵语，甚者至哕，手足躁扰，捻衣摸床，小便利者，其人可治。"

此条非因伤寒而发黄，系因伤寒治非其法，被火劫迫而发黄者。

4.《太阳篇》131 条："太阳病，身黄脉沉结，少腹硬，小便不利者，为无血也；小便自利，其人如狂者，血证谛也，抵当汤主之。"

此条成无己注云："身黄脉沉结，少腹硬，小便不利者，胃热发黄也，可与茵陈蒿汤。身黄，脉沉结，少腹硬，小便自利，其人如狂者，非胃中瘀热，为热结下焦而为蓄血也，与抵当汤以下蓄血"。如此辨中、下二焦之证极明晰，指出临症时选用方药之标准。故病同而证异则治法自应不同，不可见发黄证辄投茵陈剂。

　　仲景对瘀血发狂之身黄症，不用桃核承气汤而用抵当汤，其区分处在轻重新久之间。桃核承气汤证，其瘀血轻，少腹急结，其人如狂，其瘀血新，故有时不药而自下，只取桃仁、大黄，其力已足。若抵当汤证，其瘀血重，少腹硬满，其人发狂；蓄血久，喜忘，大便硬，反易通，色黑，非取虻虫水蛭，不能抵当其任，去其固著。

　　坏死后性肝硬变、晚期肝硬变，往往出现黄染，进行很速，非茵陈剂所能退，证见喜忘，大便黑，少腹硬，甚则狂躁迷妄，终至出血而陷于危亡。近人有用桃核承气汤取到微效者，审其证，若投以抵当汤当更效。因论中桃核承气汤证条文无身黄，而抵当汤证条文固明标"身黄"。

　　或谓危重肝炎与肝硬变的昏迷期中，擅用攻下剂，是否可导致肠出血而促进死亡？我认为这种顾虑是不必要的。因为其人发狂，少腹硬满，脉沉结，是阳证实证，堪任攻下，若有肠出血倾向之证，则是阴证虚证，体温低下，脉搏细微。两者体征脉象，固有不同，临床辨证，自然治无虞。

　　5.《太阳篇》134 条："太阳病，脉浮而动数，浮则为风，数则为热，动则为痛，数则为虚，头痛发热，微盗汗出而反恶寒者，表未解也。医反下之，动数变迟，膈内拒痛，胃中空虚，客气动膈，短气躁烦，心中懊憹，阳气内陷，心下因硬，则为结胸，大陷胸汤主之。若不结胸，但头汗出，余处无汗，剂颈而还，小便不利，身必发黄也。"

　　此条系无汗小便不利瘀热在里之发黄，与 241 条相互参看自明。

6.《太阳篇》153 条:"太阳病,医发汗,遂发热恶寒,因复下之,心下痞,表里俱虚,阴阳气并竭,无阳则阴独,复加烧针,因胸烦,面色青黄,肤瞤者,难治;今色微黄,手足温者,易愈。"

此条亦似火逆症,但面色青黄,非比 116 条之火逆发黄重症,故云易愈。

以上《太阳篇》中言发黄者六条,除瘀血身黄外,多非伤寒发黄之原发病,故不出方治。因伤寒发黄,系属阳明肠胃病,虽有黄染,却不属少阳病,故《少阳篇》中无发黄症,且不用柴胡剂,而于 102 条并著"柴胡汤不中与也"之文,暗示小柴胡汤不治阳明病。"读伤寒应于无字处着眼",这话是有所见而云然的。

7.《阳明篇》195 条:"伤寒脉浮而缓,手足自温者,是为系在太阴。太阴者,身当发黄;若小便自利者,不能发黄。至七八日大便硬者,为阳明病也。"

此条是太阴病而致发黄者,虽必形成阴黄,但必须小便不利,利不能成黄。结句提到阳明,是对举法。

8.《阳明篇》203 条:"阳明病脉迟,食难用饱,饱则微烦,头眩,必小便难,此欲作谷疸,虽下之,腹满如故。所以然者,脉迟故也。"

此条亦见《金匮要略·黄疸病篇》,系杂病中之谷疸,而非急性热病之发黄,故不出方治。

9.《阳明篇》207 条:"阳明病无汗,小便不利,心中懊忱者,身必发黄。"

此条证指无汗小便不利心中懊忱,柯琴谓"口不渴,腹不胀,非茵陈所宜,与栀子柏皮汤,黄自解矣。"

10.《阳明篇》208 条:"阳明病,被火,额上微汗出，小便不利者，必发黄。"

此条系阳明病被火劫而发黄者，柯琴亦主以栀子柏皮汤。

11.《阳明篇》214 条："阳明病，面合色赤，不可攻之，必发热色黄者，小便不利也。"

此条是热在经，故面合色赤。在经则忌下，而反下之，致热不得发越而发黄。柯琴谓在被下伤津之后，须栀子柏皮汤滋化源而致津液，非渗泄之剂所宜。

又"发热色黄者"，"色黄"应重读，即"发热色黄，色黄者，小便不利也"。论中有"者"字句者，有此体例。

12.《阳明篇》237 条："阳明中风，脉弦浮大而短气，腹都满，胁下及心痛，久按之气不通，鼻干不得汗，嗜卧，一身及面目悉黄，小便难，有潮热，时时哕，耳前后肿，刺之小差。外不解，病过十日，脉续浮者，与小柴胡汤。脉但浮，无余证者，与麻黄汤；若不尿，腹满加哕者，不治。"

此条云发黄，云腹满，云不尿而加哕，恐因误治所致。

13.《阳明篇》241 条："阳明病，发热汗出者，此为热越，不能发黄也。但头汗出，身无汗，剂颈而还，小便不利，渴引水浆者，此为瘀热在里，身必发黄，茵陈蒿汤主之。"

此条渴饮水浆，瘀热在里，小便不利，是必有腹微满，故主之以茵陈蒿汤。

14.《阳明篇》263 条："伤寒，发汗已，身目为黄，所以然者，以寒湿在里，不解故也。以为不可下也，于寒湿中求之。"

此条发汗已身目俱黄,知非瘀热,不可下,乃指茵陈蒿汤。王海藏云:"阴黄,其证身冷汗出,脉沉,身如熏黄,色黯,终不如阳黄之明如橘子色。治法:小便利者术附汤;小便不利,大便反快者,五苓散。"

15.《阳明篇》264 条:"伤寒七八日,身黄如橘子色,小便不利,腹微满者,茵陈蒿汤主之。"

此条是茵陈蒿汤之的证,与 241 条互发,大论条文简古,往往出于彼者省于此,详于此者略于彼,应前后照顾读之,方能得其全貌。

16.《阳明篇》265 条:"伤寒身黄发热者,栀子柏皮汤主之。"

《医宗金鉴》云:"伤寒身黄发热者,设有无汗之表,宜用麻黄连轺赤小豆汗之可也;若有成实之里,宜用茵陈蒿汤下之亦可也。今外无可汗之表证,内无可下之里证,故惟宜以栀子柏皮汤清之也"。

17.《阳明篇》266 条:"伤寒瘀热在里,身必发黄,麻黄连轺赤小豆汤主之。"

此汤应按上条《金鉴》所分析之证候用之。徐大椿云:"茵陈蒿汤欲黄从下解,此方欲黄从汗解,乃有表无表之分也"。

18.《太阴篇》281 条:"伤寒脉浮而缓,手足自温者,系在太阴。太阴当发身黄,若小便自利者,不能发黄。至七八日,虽暴烦,下利日十余行,必自止,以脾家实,腐秽当去故也。"

此条已见《阳明篇》195 条,惟下半段自异,前条言大便硬者,为阳明病也,是太阳转阳明而愈者;此条自七八日暴烦自利,是自愈于太阴者。

综合以上十八条,仲景治伤寒发黄,独重阳明,既不取柴胡剂，又不取承气剂，而别出机杼，以茵陈（茵陈蒿汤）、栀子（栀子柏皮汤）独树治黄之帜。虽仅有二方，于专病专药的原则上，更灵活地运用了辨证施治。意仲景既有师承又加以变通，而整饬其法，以昭示后学。后世诸治发黄者，所立方剂，均是在此基础上加以发展的。

二、伤寒发黄方剂之研讨

（一）麻黄连轺赤小豆汤方

麻黄二两（去节），连轺二两（连翘根是），杏仁四十个（去皮尖），赤小豆一升，大枣十二枚（擘），生梓白皮（切）一升，生姜二两（切），甘草二两（炙）。

右八味，以潦水一斗，先煮麻黄再沸，去上沫，内诸药，煮取三升，去渣，分温三服，半日服尽。

按章太炎论古今权量，约古一两，为今二钱五分。麻黄二两为五钱，分三服则一钱六分强。杏仁四十个，分三服则十三个强。赤小豆一升，约九钱，分三服则三钱。余类推。

【方解】　本方，乃治太阳经传来之邪，太阳伤寒，理宜用麻黄汤，只因邪传阳明，热瘀于里，里非胃府，以阳明经居太阳之里。惟其里有热，所以方中用麻黄汤而去桂枝之辛热，更加赤小豆、姜、枣之甘辛，以祛在表之寒湿，复加连轺、生梓白皮之苦寒，以清解肌里之瘀热。柯琴谓："潦水味薄，能降火而除湿。……半日服尽者，急方通剂，不可缓也。"

古人立方遣药，是在辨病的基础上，而予以辨证施治的。病在证先，药隶方下，病证一源，方药一体，理密法周，毫不假借，观此方虽属阳明经证，而不投石膏、知母，因惧助湿；虽热瘀而不投以芩、连，因惧遏抑体气有碍解表。选麻黄汤之大力发表方而去辛温之桂枝，选赤豆、梓皮而利湿清热，不仅能治伤寒发热之有表证者，而疥疮内陷，致身面浮肿者，亦可托毒外出。

（二）栀子柏皮汤方

栀子十五个(擘)，甘草一两(炙)，黄柏二两。右三味，以水四升，煮取一升半，去滓，分温再服。此汤系分温再服。设作一次量服，则用栀子八个，炙甘草一钱三分，黄柏二钱五分。

【方解】 本方清热利小便，为治湿热之主方，尤怡曰："栀子彻热于上，柏皮清热于下，而中未及实，故须甘草以和之耳"。

（三）茵陈蒿汤方

茵陈蒿六两，栀子十四枚（擘），大黄二两（去皮）。右三味以水一斗二升，先煮茵陈，减六升，内二味，煎取三升，去滓，分温三服。小便当利，尿如皂荚汁状，色正赤。一宿腹减，黄从小便去也。

【方解】 本方茵陈除湿郁之黄，栀子除胃家之热，大黄推壅塞之瘀，三物者，苦以泄热，热泄则黄散。柯琴曰："茵陈能除热邪留结，率栀子以通水源，大黄以调胃实，令一身内外瘀热悉从小便而出，腹满自减，肠胃无伤，乃合引而竭之之法，此阳明利水之圣剂也"。

按：栀子柏皮汤用栀、柏直清下焦之湿热，此方用栀子、大黄亦祛湿热从下焦出，因热瘀下焦则用黄柏，因腹微满则用大黄，而栀子则两方均倚之为独当搜湿热利小便之主力，随病机以赴，邪热无逃遁之处。或谓芩连苦寒清热燥湿之力亦有足多者，何以仲景均未采用？我以为芩、连、大黄合用，为泻心之剂，治在中焦；此二方均治在下焦，其于导湿热从小便而去之选用，不仅没有使芩、连独当一面之必要性，即加在此二方中，亦自成后世黄连解毒汤、栀子金花汤之方意，而牵制栀、柏、大黄直接祛逐湿热外出之力。仲景用方，随病以决药，辨证而论治，在汗、下、清法以祛邪情况下，宁单纯，不复杂；宁直捷，不迂曲，后世制方，不少失掉了这一特点。

各医家对治疗伤寒发黄的总则及三方适应证的分析:《医宗金鉴》云:"湿热发黄无表里证，热盛者清之，小便不利者利之，里实者下之，表实者汗之，皆无非为病求出路也"。柯琴曰:"太阳、阳明俱有发黄证，但头汗出而身无汗，则热不外越；小便不利；则热不下泄，故瘀热在里。然里有不同，肌肉是太阳之里，当汗而发之，故用麻黄连轺赤小豆汤为凉散法。心胸是太阳阳明之里，当寒以胜之，用栀子柏皮汤，乃清火法。肠胃是阳明之里，当泻之于内，故立本方（指茵陈蒿汤），是逐秽法。"

（四）抵当汤方

水蛭（熬）、虻虫各三十个（去足翅，熬），桃仁二十个（去皮、尖），大黄三两（酒洗）。

右四味，以水五升，煮取三升，去滓，温服一升，不下更服。

【方解】 此仲景专为蓄血发黄所选之方。蓄血本杂病，其发黄则为伤寒热病，故称太阳病。柯琴曰:"蛭，虫之善饮血者，而利于水。虻，虫之善咂血者，而猛于陆。并取水陆之善取血者以攻之，同气相求。更佐桃仁之苦甘，推陈致新，大黄之苦寒，荡涤邪热。"按此方非剧毒峻烈之剂，惜现代医家慑于后世本草水蛭虽干死沾水复活之说，使消瘀下血之有力专方，被抛弃于临床之外。究竟死水蛭无入水复活之实，张锡纯《医学衷中参西录》中辨之綦详，且有治病实例。余亦曾以生水蛭为末合山药粉，治愈一少妇小腹癥块，并于一年内生育一女。遇蓄血发黄症采用此方，决无偾事之虞。

三、伤寒发黄药物之研讨

麻黄：《神农本草经》主"发表出汗，去邪热气，……除寒热"。《名医别录》主"五藏邪气缓急，……通腠理，解肌，泄邪恶气"。邹澍曰："麻黄非特治表也，凡里病可使从表分消者，皆用之"。日人吉益东洞《药征》："旁治……一身黄肿"。《古方药品考》："麻黄解寒，逐湿去痰"。

连轺：连轺即连翘，《神农本草经》所载之物，非其根，《千金》及《千金翼》并作连翘。

赤小豆：《名医别录》主"疗寒热，热中……利小便"。邹澍曰："麻黄连轺赤小豆汤，岂不以火蒸于中，不能化外之湿，湿盛于外，不得交在中之阳以相化乎？"

梓白皮：日人丹波元坚曰："《金鉴》曰无梓皮以茵陈代之，我以为不如李中梓以桑皮代之"。桑皮泻肺气，有利水消肿之效，故可以代梓皮入黄疸方。

潦水：邹澍曰："暴雨骤降，未归洼下，漫流地面者，名曰潦水。此暂未归壑，非即刻就下，则不久自干，麻黄连轺赤小豆汤用之，取其湿热不久注于土，黄即愈也"。

栀子：甄权谓除时疾热，解五种黄病。邹澍曰："仲景用栀子……于湿热成黄证者，取其于郁中鼓畅发之气而开之，则茵陈蒿汤、栀子大黄汤、大黄硝石汤，皆是也。……用大黄推其火，以远于津液，即津液中火有未尽，则借栀子之严厉以畅其机也。试即不用大黄之栀子柏皮汤观之，则于黄中并兼发热，发热则其阳足达于外，而结于内者未深，遂不必大黄之峻利，但用栀子清肃畅达之可耳。于黄疸之火，是畅之而非泻之也"。周岩曰："黄疸之瘀热在表，其本在胃，栀子入胃涤热下行，更以走散利便之茵陈辅之，则瘀消热解而疸以愈。"有称"栀子合黄柏茵陈，消五种阳黄"者。

黄柏：《神农本草经》主"五脏肠胃中结热，黄疸"。邹澍曰："黄疸与下利之候甚多，而表里寒热错杂，其孰多孰少，不可不辨也。凡黄疸之属里属寒者不论，举其属表属热者言之，则麻黄连轺赤小豆汤证，其标见于太阳；小柴胡汤证，其标见于少阳；栀子大黄汤，茵陈蒿汤、大黄硝石汤，栀子柏皮汤证，其标见于阳明。阳明者，有在经在腑之分，发热，懊热，汗出，皆经证也，腹满，小便不利，皆腑证也。栀子大黄汤证，经多而腑少；茵陈蒿汤证，有腑而无经；栀子柏皮汤证，有经而无腑；大黄硝石汤证，经少而腑多。试于栀子柏皮汤证，以黄疸为里，则发热为表；于大黄硝石汤证，以腹满小便不利为里，则汗出为表。是汗出为表和，则发热为里和，而柏皮之用，正在表里之间，湿热壅于肌肉，是胃中结热为疸者也"。

茵陈蒿：《神农本草经》主"风湿寒热，邪气，热结黄疸。"《名医别录》："治通身发黄，小便不利"。《伤寒》、《金匮》二书，几若无疸不茵陈者。然栀子柏皮汤证，有内热而无外热；麻黄连轺赤小豆汤证，有外热而无里热；小柴胡汤证，腹痛而呕；小半夏汤证，小便色不变而哕；栀子大黄汤证，心中懊侬；硝石矾石散证，额上黑，日晡发热；则内外有热，但头汗出，剂颈而还，腹满，小便不利，口渴，为茵陈蒿汤证。茵陈配梓白皮，治热病发黄；配焦栀、黄柏，治阳黄色明；合干姜、附子，治阴黄色晦；配白术、桂枝、猪苓、赤苓、泽泻，治尿闭发黄；合枳实、厚朴、焦栀、黄柏、大黄，治便闭阳黄。

大黄：茵陈发扬芬郁，禀太阳寒水之气，善解肌表之湿热，但欲其驱邪从小便而去，必得多煮以厚其力，与桂枝利小便非多用不可正复相同。大黄只二两而又后煮，则与茵陈走肌表之力相伍，徐大椿谓："茵陈蒿汤先煮茵陈，则大黄从小便出，此秘法也。"

论肝病治疗规律

中医所称之肝，其生理既复杂，病理亦头绪纷繁，治理之法当然也就不简单了。肝性多郁，宜泻而不宜补；肝性至刚，宜柔而不宜伐；内寓相火，极易变动，亦寒亦热，难事捉摸，所以有"肝为五脏之贼"、"肝病如邪"等说法。临床所见杂病中，肝病十居六七。疾病之多既如此，而病情之复杂又如彼，因之对治疗方法的研讨，是颇为重要的。为此搜集前人有关治理肝病之药法，参以己意，供临床参考。肝病药法，前人分作补泻两大类，而以属性相近之他法隶之。我认为张仲景治少阳病独取和法，厥阴与少阳同位，是表里之脏腑，少阳病寒热往来，厥阴病寒热胜复。在治法上，少阳病投以平剂，厥阴病寒热并用，均是和其表里，调其阴阳，此虽属于外感治法，而杂病亦可取径于此。故本篇于补泻两法外，增一和法，是否有当，愿与同志们共商榷之。

一、和肝法（舒肝、调肝、柔肝、化肝）

和法是指和解表里，疏瀹气血，协调上下等各方面，凡属补泻兼施，苦辛分消等均是。其具体用药法，郁结者疏之，滞窒者调之，横恣者柔之，痹塞或蕴热者化之（清化、化解）。兹分述于下：

疏肝　王旭高分理气与通络二法。如肝气自郁于本经，两胁气胀或痛者，宜香附、郁金、苏梗、青皮、橘叶之属以理气。兼寒加吴萸；兼热加丹皮、山栀；兼痰加半夏、茯苓。如疏肝（气）不应，营气痹窒，络脉瘀阻，兼通血脉，宜旋覆、新绛、归须、桃仁、泽兰叶等以通络。黄宫绣所举疏肝气的药物为：木香、香附、柴胡、川芎。张山雷所列疏肝药有：天仙藤、青木香、广木香、乌药、元胡、郁金、蔻仁、砂仁、竹茹、丝瓜络、陈皮、橘叶、香橼。他从中特别推崇乌药与元胡，认为：“乌药气味皆薄，质亦不重，是为行导气机轻灵之品，不刚不燥，是肝脾气分之最驯良者”。“元胡虽曰入血，而善行气滞，其质虽坚，然不重坠，疏气之效颇著，以治气机不利，闭塞膜胀，胸胁脘腹诸痛，最有捷应，而定逆顺降，不失之猛，故治吐溢咯衄，使不上升而血可止，非如大寒暴折者，每有留瘀结塞之弊，且亦无攻破下泄重损真气之虞，能解肝脾两家郁结，尤其专长，和平而有速效，绝无刚燥猛烈之害”。按王旭高取理气通络数药以疏肝，似嫌不足。因“肝之合筋也”（《素问·五藏生成篇》），“肝主身之筋膜，……肝气热，……筋膜干，筋膜干，则筋急而挛，发为筋痿"
（《素问·痿论》）；又"肝足厥阴之脉，起于大趾丛毛
之际，……上腘内廉，循股阴，入毛中，过阴器，抵小
腹……是动则病腰痛不可以俯仰，丈夫㿗疝，妇人少腹
肿，……所生病者，……狐疝，遗溺，闭癃"（《灵枢·
经脉篇》）。"疝者，气痛也，众筋会于阴器，邪客于厥
阴、少阳之经，与冷气相搏，则阴痛肿而挛缩"（《诸病
源候论·虚劳阴疝肿缩候》）。筋挛疝痛之肝病，在药
法中亦宜取疏肝通络，近代有的医生曾取疏肝队中之五
加皮、虎骨、木瓜、牛膝、萆薢等以舒筋止拘挛；又取
橘核、荔枝核、丝瓜络、橘络、金铃、元胡、香附、小
茴、乌药等理气通络之品以治气滞、肝络不舒而病疝痛
与阴核肿痛者。可辅王氏疏肝药法之不足。又按中药的
效用，对归入脏腑经络之部位是颇为注重的。肝病部
位，在《内经》各篇中，如《素问》之平人气象论、
藏气法时论、刺热篇、气交变大论及《灵枢》之胀论
等，都指在两胁下，肝病既不离于两胁，则治肝之药
法，亦当于此讲求。考入两胁之药，应首推柴胡，张仲
景用柴胡主治胸胁苦满，寒热往来，心下痞硬。日人吉
益东洞《药征》谓：历观仲景诸方，"柴胡主治胸胁苦
满也；其他治往来寒热，或腹中痛，或呕吐，或小便不
利，此一方（指小柴胡汤）之所主治，而非一味之所
主治也"。其子吉益为则按之曰："《伤寒论》中，寒热，
腹痛、呕吐、小便不利而不用柴胡者多矣，胸胁苦满而
有前证，则柴胡主焉，此可以见柴胡之所主治也"。黄
宫绣为清代乾隆时人，在疏肝气药法中提出柴胡，是取
法于仲景。乾嘉以还，医界惑于清凉派之说，无论外感
内伤病，对柴胡都不敢入方，谓柴胡劫夺肝阴，于治肝

郁药中，如王旭高、张山雷等均未敢提出柴胡，遑论使用柴胡，习俗移人，识者不免。不知柴胡为解郁疏肝专用之材，若弃置不用，是治肝病药法中之一大损失。然在使用柴胡时，亦宜注意它的适应范围，无论外感或内伤病，若舌无苔或绛或干，或淡红嫩红，脉细数或沉数，均属肝阴不足，当然不宜滥投柴胡。只允许在舌苔白润，脉弦或濡，并有柴胡证，方可应用。上面诸家所举的疏肝药队，我认为还应区分其轻重缓急，如理气之苏梗、橘叶、天仙藤、青木香、蔻仁壳、砂仁壳、竹茹、丝瓜络、陈皮、香橼、柴胡等，适用于气滞之轻者；青皮、香附、广木香、乌药，则适用于气滞之重者。又气滞多夹血瘀，血瘀每致气滞，气血互为影响，况肝为血脏，气病鲜有不及血者，则宜郁金、元胡、丝瓜络、川芎、柴胡、丹皮等，若血瘀重则迳用通络化瘀之品，其法在后。这是从先后方面论。若暴怒伤肝，体实病实，胸部满闷，两胁支撑，噫气不舒，则宜急投香附、青皮、槟榔、木香、大腹皮、川芎等重一等的疏肝药，待病势稍杀，再缓缓善后。这是从缓急方面论。总之，要在临床时辨证论治，随病机以赴，掌握分寸，方能丝丝入扣，恰合分际。

调肝　调理肝法，分在气在血，肝不宜破伐，惟调之使气血和平，使生气得达，朱丹溪调肝常用木香，张山雷用香附、川芎，谓"香附通行十二经，能于血分之中，导达气滞，气药中之最驯良而不嫌其燥者。""川芎芳香升举，肝气遏抑而不能调达者宜之。"魏玉璜用川楝子调肝木之横逆，置于大队阴柔药中使肝驯服，是善于运用反佐制约药法者。

柔肝　王旭高说："如肝气胀甚，疏之更甚者，当柔肝。当归、杞子、柏子仁、牛膝。兼热加天冬、生地；兼寒加苁蓉、肉桂。" 张山雷柔肝用羚羊角、川楝子，谓："若其肝火之炽盛者，则气火嚣张，声色俱厉，脉必弦劲实大，证必气粗息高，或则扬手掷足，或则暴怒躁烦，耳鸣头胀，顶巅俱痛，则非羚羊角之柔肝抑木……，不能驾驭其方张之势焰，抑遏其奋迅之波澜。""川楝清肝，最为柔驯刚木之良将，凡胸腹膜胀，胁肋撑撑，上之为头痛、耳痛、胃脘心痛，下之为腹痛、少腹疝痛，无论为寒为热，类多肝络室滞，气不调达，有以致之。香燥行滞一法，固可以利其运行，然惟血液之未甚耗者，能为之推波助澜，则气为血帅，而血随气行；若果阴液大虚，虽振动之而疲馁不前，斯气药亦为无用，且反以增其燥结之苦。则惟清润和调，柔以驭之，尚可驯其横逆，此金铃子之柔肝，固非芳香诸物之可以一例观者也。"

化肝 有清化、化解两法。如郁怒伤肝，气逆动火，烦热胁痛、胀满动血等证，可宗张景岳法，用青皮、陈皮、丹皮、山栀、芍药、泽泻、贝母等，以清化肝经之郁火。若肝郁遏不舒，而兼有痰血食滞凝结者，可宗朱丹溪法，以香附、山栀、建曲、赤芍药、滑石、通草等化解六郁。黄宫绣用土茯苓、蒲公英、芙蓉花、皂矾、连翘、醋以解肝毒，为化肝法之别辟蹊径者。又没药能通血络，化瘀滞，肝为血脏，用之以化肝，亦是一法。

二、补肝法（养肝、镇肝、摄肝、　　　　敛肝、温肝、缓肝）

江笔花以枸杞、五味、乌梅为补肝药队猛药；以山茱萸、菟丝子、首乌、当归、白芍、沙苑蒺藜、鳖甲、龙骨、牡蛎、木瓜为补肝药队次药。张山雷用狗脊、菟丝、沙苑蒺藜、柏子仁、密蒙花等，并云："金毛狗脊，生意最富，经久不枯，通利关节，故善起腰脊之痿弱。"张锡纯以黄芪为补肝要药，云："肝属木而应春令，其气温而性喜条达，黄芪之性温而上升，以之补肝原有同气相求之妙用。……用一切补肝之药皆不效，重用黄芪为主，而少佐以理气之品（按佐陈皮最好，因黄芪服后易作胀，佐以陈皮，则无斯弊）"。张洁古曾用陈皮、生姜作补肝药，后人多非议之。考《内经》"肝欲散……以辛补之"，恐洁古是在这种理论的基础上提出来的。王旭高补肝法，分阴、阳、气、血，补肝阴用地黄、白芍、乌梅；补肝阳用肉桂、川椒、苁蓉；补肝气用天麻、白术、菊花、生姜、细辛、杜仲、羊肝；补肝血用当归、川断、牛膝、川芎。黄宫绣补肝法分气血：补肝气选用杜仲、山萸、鸡肉、续断；补肝血选用荔枝、阿胶、桑寄生、何首乌、狗脊、麋茸、獭肝、紫河车、菟丝、人乳。所谓："昔人云，肝无补，非无补也，实以肝气过强，则肝血不足，补之反为五脏害，故以无补为贵。讵识肝气不充，是犹木之体嫩不振而折甚易，非不用以山茱萸、杜仲、续断、鸡肉壮气等药以为之补，乌能以制夭折之势乎？肝血既竭，是犹木之鲜液而槁在即，非不用以地黄、山药、枸杞以滋其水，……其何以制干燥之害乎（按肝不宜于直接峻补）？"

养肝 王旭高曰："如肝风走于四肢，经络牵制，或麻者，宜养血熄风，生地、归身、杞子、牛膝、天麻、三角胡麻、制首乌，即养肝也"。张山雷以胡麻、黑芝麻、枸杞、阿胶为养肝药，并云："胡麻柔润，能养液以柔肝木，故亦为潜息风阳之药"。黑脂麻"脂液尤多，润泽妙品"。杞子是滋养肝肾真阴妙品，温和润泽，味厚滋填，近人误谓其能兴阳助火者，固非正确。

镇肝 王旭高选用石决明、牡蛎、龙骨、龙齿、金箔、青铅、代赭石、磁石之类。张山雷选用黑铅、铁落等，并云："若金石类之黑铅、铁落、赭石、辰砂等，惟以镇坠见长，而不能吸引者次之；然惟痰火上壅，体质犹实者为宜，而虚脱者又当知所顾忌。其余如石英、浮石、玄精石、寒水石等，力量较薄，可为辅佐，非专阃材矣"。张锡纯以镇肝赭石为最胜，云："赭石：色赤，性微凉。能生血兼能凉血，而其质重坠，又善镇逆气，降痰涎，止呕吐，通燥结，用之得当，能建奇效。……且性甚和平，虽降逆气而不伤正气，通燥结而毫无开破（宜生服）。"

摄肝 张山雷从镇肝药中析出介类及磁石等作为摄肝药，颇有见地。所举有磁石、五花龙骨、猴枣、苍龙齿、硫黄。并云"磁石质重，而具有吸引之性，能入肾肝血分，收摄上浮之气焰"。猴枣"安神降逆，清热开痰，颇有捷验；而藏产者，质尤坚实……其色青而黑，正与肝肾二脏相合，故能摄纳……闭证之痰热壅塞，得之可以泄降，而脱证之虚痰上壅，亦可借以摄纳，并不虑其镇坠之猛"。苍龙齿"其色青黑，故能直达肝肾，涵敛浮越之虚阳。皆宜生打入煎剂"。硫黄"纯阳之精，必下元阴气太盛，激其孤阳浮游于上者，以之温养其下，而吸引无根之焰，返归故宅。黑锡丹之功效，最为奇捷，肾气虚寒，喘促欲绝者，非此不可挽救，而非可以治肝火升浮，此两者之病，皆必以镇摄成功，而一虚一实，一寒一热，正互相对峙"。又举潜阳熄风之药，亦即摄肝之药，潜阳之法，莫如介类为第一良药。此真珠母、石决明、玳瑁、牡蛎、贝齿、龟板、鳖甲数者，所以为潜阳之"无上妙剂"。"玳瑁亦介类，其色深青而紫，故直入肾肝，滋阴益血，……凡真阴不摄，虚火升腾，变生诸幻者，以之吸引于下，涵阴潜阳，最为必需之品。""牡蛎咸寒，虽介属坚甲，而多粉质，入煎剂自有力量，迥非石决明、蚌壳等之坚硬无气无味者可比。""龟板滋阴潜阳，……且富有脂膏，力能滋填，以助培植，则木根既固，庶无拨动之虞，尤为善后必需之品，视金石镇坠专治其标者，又有上下床之别。"鳖甲亦是滋阴涵阳上品，气味皆清，虽不及龟板之滋补，然在痰涩泛逆之时，滋腻不可并进，则惟此能摄纳而兼有消化功用者，允为相宜。

敛肝 可选用龙骨、酸枣仁、炒白芍、龙齿、乌梅、木瓜。黄宫绣云："若使肝气既浮，而症已见目赤（按赤不是实火红肿之表现）、发热、口渴，则宜以龙骨、枣仁、白芍、乌梅、木瓜之类，以为之收，是犹木气过泄，日久必有强直之害，不治不足以折其势也"（肝以敛为泻，经曰："以酸泻之"）。王旭高简化为乌梅、白芍、木瓜三味，而张山雷则在王氏的基础上去木瓜而代以萸肉，并云："芍药清肃，而微含摄敛作用，能收纳肝脾耗散之气火，故亦能定肝脏自动之风阳"。"萸肉酸收，温养肝肾真阴，则能摄纳升浮之风火"、"世亦共知为峻补肝肾之用，然酸敛有余，滋填不足，摄纳元阴，是其专职，故肝肾阴虚而气火不藏者，断推必需之品，柔驯横逆，效力尤在白芍之上，是为肝胆气旺，荡抉莫制者无上妙药。""乌梅酸收，故能敛肝"。白芍四钱至一两，佐以藕节一两、汉三七一钱、生地四钱至八钱等药，有止咯血作用，白芍止血，亦敛肝之作用。

温肝 如肝有寒，呕酸上气，宜温肝。肉桂、吴萸、蜀椒。如兼中虚胃寒，加人参、干姜。江笔花的温肝猛药为肉桂、桂枝、吴茱萸、细辛、胡椒、骨碎补；温肝次药为菟丝子、艾叶、山茱萸、茴香。黄宫绣温肝血药为白虫蜡、肉桂、续断、川芎、香附、荆芥、伏龙肝、元胡、炉甘石、苍耳子、海螵蛸、百草霜、酒、砂糖、兔屎、王不留行、泽兰、韭菜、刘寄奴、大小蓟、天仙藤、海狗肾、蒺藜、鹿茸、鹿角、炒艾叶。

缓肝 如肝气甚而中气虚者，当缓肝。药如炙草、白芍、大枣、桔饼、淮小麦。

三、泻肝法（凉肝、平肝、破肝、抑肝、清肝、散肝、搜肝）

肝夹风热内侮，证见诸风掉眩，僵仆惊痫，宜用桂枝、羌活、乌药、香附、荆芥、钩藤、薄荷、川芎，以除其风；黄芩、龙胆草、青蒿、前胡，以泻其火，以除其热；红花、地榆、槐角、紫草、茅根、赤芍、生地，以凉其血；甘草以缓其势。黄宫绣谓："是犹木之值于风感厥厥动摇，日久必有摧折之势，不治不足以制其暴也"。肝气过盛，而脾肺皆亏，证见咳嗽喘满，惊悸气逆，则宜用青皮、铁粉、密陀僧、侧柏叶，以平其肝；三棱、枳实以破其气。凡凉血、缓势、平逆、破气等，皆所以泻肝。

泻肝热：代赭石、石楠叶、琥珀、车前子、牛黄、前胡、秦皮、铜青、蒙花、石决明、珍珠、凌霄花、生枣仁、芦荟。

泻肝火：钩藤、熊胆、女贞子、羚羊角、青黛、龙胆草、人中白、黄芩、大青叶、青蒿。

泻肝痰滞：前胡、鹤虱、磁石。

泻肝热痰：磁石、前胡、牛黄。

泻肝药，于热与火条分之，于痰滞与热痰条亦分之。火如目赤肿、舌疮等；痰滞则胸闷胁胀，热痰则神识不清，于此等加以体会，则用药法可以入细。江笔花的泻肝猛药为郁金、桃仁、青皮、莪术、沉香；泻肝次药为香附、木香、元胡、山栀、川芎、川楝子、赤芍药、瓜蒌皮、白蒺藜、佛手、钩藤。王旭高谓："如肝气上冲于心，热厥心痛，宜泄肝，金铃、延胡、吴萸、川连。兼寒去川连，加椒、桂；寒热俱有者，仍入川连，或再加白芍。盖苦、甘、酸三者，为泄肝之主法也。""如肝火实者，兼泻心，如甘草、黄连。"张山雷用黄芩、黄连、丹皮、栀子、甘草、龙胆草、青黛、羊胆、猪胆、牛胆，则凡泻心火之药，未有不能泻肝火者。以苦寒泄降，本是泻火通治之法，芩、连、丹皮，皆泻心火肝火。肝脉弦而有湿者，用青黛。

凉肝　江笔花的凉肝猛药，为龙胆草、胡黄连；次为羚羊角、夏枯草、石决明、青蒿、菊花。王旭高云："熄风和阳。如肝风初起，头目昏眩，用熄风和阳法，羚羊、丹皮、甘草、钩藤、决明、白蒺藜。即凉肝是也"。黄宫绣专提凉肝血药，如：生地黄、赭石、蒲公英、青鱼胆、红花、地榆、白芍、槐花、侧柏叶、卷柏、无名异、凌霄花、猪尾血、紫草、夜明砂、兔肉、旱莲草、茅根、蜈蚣、山甲、琥珀、芙蓉花、赤芍、醋、熊胆。

平肝　平肝气药为金银花、青皮、铁粉、密陀僧、云母石、珍珠、龙骨、龙齿。王旭高选用的平肝药为金铃、蒺藜、钩藤、桔叶。

破肝 破肝气药为三棱、枳实。破肝血药为：莪术、紫贝、五灵脂、紫参、益母草、蒲黄、血竭、莲藕、皂矾、归尾、鳖甲、贯众、茜草、桃仁。张山雷提出瞿麦、牵牛、青皮，并云："瞿麦宜专用花蕊之外壳，能宣导气分之滞，泄利下行"。"牵牛破气猛将，非湿火闭塞于下，不可擅投"。"青皮坚实，故重坠直达下焦，宜于下焦气滞诸病，然宣通而非遏抑，虽曰破气，犹非峻品，不可与牵牛同日而语"。

抑肝 王旭高："肝气上冲于肺，猝得胁痛，暴上气而喘，宜抑肝，如吴萸汁炒桑皮、苏梗、杏仁、橘红之属"。张山雷谓："草决明坚实重坠，固皆能抑降肝胆升浮之气火"。

清肝 可选用羚羊、丹皮、黑栀、黄芩、竹叶、连翘、夏枯草、苦丁茶。张山雷谓："丹皮凉血，清肝妙品"。苦丁茶"苦泄，清热下行，固其所长，惟能清肝，故主明目"。"胆汁专清肝胆"。

散肝 用荆芥、钩藤、蛇蜕、白蒺藜、蝉蜕、浮萍、王不留行、全蝎、桂枝、白花蛇、石楠藤、蜈蚣、川乌附、樟脑；散肝风湿用桑寄生、羌活、附子、狗脊、松脂、苍耳子、豨莶草、威灵仙、海桐皮、秦艽、五加皮；散肝风热用木贼、薏仁、冰片、决明子、炉甘石、青葙子；散肝风气用川芎、麝香、薄荷、苏合香；散肝风痰用南星、皂角、乌附尖、白芥子、天麻；散肝风寒痰用蔓荆子、僵蚕、山甲；散肝血用谷精草、石灰；散肝热用决明子、野菊花、夏枯草、木贼；散肝毒用蜈蚣、蛇蜕、野菊花、王不留行。

搜肝　王旭高："凡人必先有内风而后外风，亦有外风引动内风者，故肝风门中，每多夹杂，则搜风之药，亦当引用也，如天麻、羌活、独活、薄荷、蔓荆子、防风、荆芥、僵蚕、蝉蜕、白附子。"

以上粗浅地对诸家治肝病的复杂药法，归纳为和、补、泻三大法。自知支流有混，体系多乖，但古人对肝病各类型的选药，也不无可议之处，限于水平，尚未能一一加以分析。

论《金匮》"百合狐惑阴阳毒篇"

《金匮要略》中"百合狐惑阴阳毒篇"的三种病，是属于伤寒热性病范围，但不分六经施治，与伤寒有所不同，所以列入杂病中。有的是后贻病，像热伤脏阴的百合病，《千金方》说："百合病者，……皆因伤寒虚劳大病已后不平复，变成斯病"。而热毒上攻于喉，下注于阴，内伏于肛门的狐惑，和失于表散，误治所致发斑身痛的阴阳毒，都是热性病的转归病，与后贻病虽则异流，实际是同源，所以都列在一起。

一、百　合　病

百合病虽然是伤寒的后贻病，但却不分经，所以叫百合病，又有人解为因百合一药能够治疗这种病，便以药名病。

肺为人身气化的总机，"百脉一宗，悉致病也"，是说百脉虽都有病，而归根结底是一宗于肺的。肺主气，伤寒后虚劳的人，肺卫之气不能够有御外的能力，致使现证弥漫，没有经络可分。王士雄曾说过："其实余热逗留肺经之证，凡温暑湿热诸病皆有之"。这可以理解为总的病后余气为患。

但百合病的病状，没有定处，也没有定形，只有口苦、小便赤、脉微数，是具体而必有的证象。清代莫枚士强调"小便赤"为百合病的特征，是很有见地的，看后面所采取治疗的方药，可证明这一点。原文"其证或未病而预见"句，各注多说是在伤寒病前而先见百合病。我的意见，"病"应该指百合病，"证"，是指头痛诸证，头痛诸证或在百合病没有发现以前，或在百合病发现以后，各随证状施以治疗，这是仲景治疗百合病的规律。

百合病恍惚迷离，很难辨认，医生不能理解是什么病，见他如寒如热，以为当汗而去发其汗，误汗就损伤心肺的阴液，以致上焦的神气，有松弛懒散现象，应用百合知母汤治疗。

百脉不可治，可治一宗之肺。百合色白入肺，味甘平微苦，润肺、补虚、清热、调理中气、通利大小便，用为主药。知母清肺，汗后津液受伤有余热的最为适宜，用作辅药。凡后贻病体力不支，用药不应当过多，后人多不能体会仲景这种用药法则，往往以重剂治疗后贻病，欲求速功，反致不达。

医生见患者有口苦溺赤证状，以为实热可下而误用泻剂，脾和肝肾的阴液必致大伤，因而发生百合病，宜百合滑石代赭汤。滑石在《神农本草经》"利小便，荡胃中积聚寒热，益精气"。在《名医别录》"通九窍六腑津液"，是它有运化上下、开通津液、除垢存新的效能。既帮助百合以益气滋阴，复协同泉水以利小便。又下后难免有虚气上逆，代赭石质重性涩，重镇虚逆，涩止大便。三药合在一起，以完成养阴止泻的目的。

医生见患者意欲食而复不能食，以为可吐而误去吐它，脾胃阴液受伤所形成的百合病，应用百合鸡子黄汤主治。这是鸡子黄有"安五脏，治热疾"的作用，佐百合，于清补中更具有奠定中宫的意义。

如果没有经过汗吐下的百合病，百合地黄汤是治疗的正方。生地黄汁不独清血热，且可以护肺气。后世琼玉膏取地黄汁合参治虚劳咳嗽，即从这个方脱胎而出。地黄汁与百合在相互联系下，能完成治疗百合病阴液的任务。地黄汁再服后必泻利，所以说"中病勿更服"。大便如漆，即服地黄汁后的反映，《张氏医通》有治疗百合病的医案，可以参阅。

百合病较久，到一个月左右还不能解，足征肺热久郁。百合病原为宗气涣散的证候，是可以理解得到的。百合能收摄肺气，皮毛为肺之合，气息相通，浸水从外面洗，使外散之气得以内敛，阴液因以保全。再加食小麦制成煮饼（切面条）以除热解渴。如果百合洗方不效，应当采取进一步的办法，服用栝蒌牡蛎散。栝蒌根苦寒，生津止渴，牡蛎咸寒润下，引热下行，合散内服，引以增添胃液的米饮，收效是必然的。

百合病是如寒无寒，如热无热的，是本来不发热的。如果一月后不解而演变成发热的证候，它的内热盛是可理解的，所以改用百合滑石散。因百合病是阴虚症，不可过度分消，以免有伤津液。用百合佐以滑石，清利中下二焦，引热下行，则热得以解除。

从《金匮》百合病证治末一条，我体会仲景对阴阳二字的灵活运用，如"百合病见于阴者，以阳法救之；见于阳者，以阴法救之。见阳攻阴，复发其汗，此为逆；见阴攻阳乃复下之，此亦为逆。"这是一面指示治法，一面垂训戒律的总结。见于阴，阴指里，是说百合病成于下后的，下后能使阴液亏损，阳气涣散，以阳法救之，阳法是治表法，百合洗方是例子。见于阳，阳指的是表，是说百合病成于汗吐后的，汗吐后能使阳气损伤，阴液随之亦亏，以阴法救之，阴法是治里法，百合知母汤是例子。这是符合《内经》用阳和阴，用阴和阳的意思。假如见到成于表的病去攻里，再发它的汗，这就造成逆证；同样，见到成于里的病，去攻它的表，再用下法，也会造成逆证。总的说，百合病应当清养而禁忌攻破。

二、狐　惑　病

狐惑病是温毒热性病治疗不得法，邪毒无从发泄而自寻出路的转变重症。这个病初起有寒热，类似伤寒，因热毒内壅，则有沉默欲睡而又不能闭目安眠，睡下又想起来，神情很不安定的证状。

热毒腐蚀于喉部叫做惑，腐蚀于前后阴部叫做狐。这些病不但不想进饮食，而且怕闻到饮食的味道。患者的面目，一阵火升则烘然而赤，一阵阳伏则黧然而黑，一阵气陷则夭然以白。腐蚀在喉部的，用甘草泻心汤；腐蚀在下部用苦参洗，或者用雄黄熏。腐蚀于喉部的惑病，会声音嘶哑，这是温邪湿热蕴积日久蒸腐上部，甘草泻心汤主要是甘草、芩、连的清热解毒，佐以干姜、半夏化湿，人参、大枣兼扶正气。但后世注家多以为干姜、人参、大枣等温补药治疗于喉部的病不够恰当，认为孙思邈说应用泻心汤原方为对，我认为《金匮》原方，仍有一定的价值。

在狐惑与阴阳毒的中间，还有用赤小豆当归散治疗疮痈证。赤小豆当归散，是简而有效的外科内服方。

三、阴 阳 毒

阳毒是属阳邪为病，所以面部有赤色鲜明的斑纹、咽喉部疼痛、吐脓血等热证，治以升麻鳖甲汤为主；阴毒是属阴邪为病，所以有颜面眼部分是青的、一身类似被棍棒击伤样疼痛等寒证。这二症咽喉都痛，是毒邪从口鼻而入的缘故，治法以升麻鳖甲汤去雄黄蜀椒为主。无论阴毒阳毒都应该早治。

升麻，《名医别录》主"解百毒，……辟瘟疫瘴气邪气，蛊毒入口皆吐出，中恶腹痛，时气毒疠，头痛寒热，风肿诸毒，喉痛口疮"。用此药以排气分之毒，能吐能升，邪从口鼻入的，仍得从口鼻而出。甘草辅升麻以解毒，内用鳖甲当归，即所谓用阴和阳。阳毒用蜀椒，是因阳毒热壅于上，用之以引火归原，下达命门；用雄黄是因阳毒的毒重，用之以解其毒。阴毒不用二物，是因阴邪不可劫，用之则气反受损。

百合、狐惑、阴阳毒这三种病，各注家所解颇不一致。有的直指为是后世的某种病，但按其说多属牵凑。百合病有的说是伤寒病后的神经衰弱症，但临床所见与《金匮》所载症状完全相合的不多。狐惑病与现在小儿麻疹与瘟疫失治或误治后所引发的疮毒，却很类似，亦类似现代的口眼生殖器三联症，且较为多见。阴阳毒病，有指为阴斑阳斑，也有指为斑疹伤寒或猩红热的，但要用《金匮》所出的方剂去治，有时不能吻合。这就要在继承的基础上通过实践加以提高了。

论张仲景煎药法的特点

对张仲景著作的《伤寒论》、《金匮要略》，要全面地、仔细地学习，才能系统地掌握其宝贵经验。就是书中所列的各类煎药法，看去似乎简单，无关宏旨，但仔细研究，就会发现与提高疗效关系很大。学习者应持的态度就是对人们容易忽视的细微之处，也加以继承和发扬，因为这是我们祖先在临床上积累下来的宝贵经验，果能认真地付诸实践，则可以提高疗效，不然则会减低疗效。我在多年实践中对此有些体会，分别的提出来向大家请教。

一、主要药宜先煎者

麻黄汤　"以水九升，先煮麻黄，减二升，去上沫，内（音纳）诸药，煮取二升半，去滓，温服八合"。

按：麻黄宜先煮者，如麻黄汤、葛根汤、麻黄附子细辛汤等，都是以水九升或一斗，先煮麻黄减二升，去上沫。另有方剂中的麻黄不需要先煮，为"去上沫"。而先下者，如桂枝麻黄各半汤、桂枝二麻黄一汤等，是"以水五升，先煮麻黄一二沸，去上沫"。

茯苓桂枝甘草大枣汤　"以甘澜水一斗，先煮茯苓，减二升，内诸药，煮取三升，去滓，温服一升，日三服"。

按：仲景书，先煮茯苓者只此方，余如茯苓桂枝白术甘草汤、茯苓甘草汤等，均不先煮。徐大椿《伤寒论类方》云："凡方中专重之药，法必先煮"。

茵陈蒿汤　"以水一斗二升，先煮茵陈，减六升，内二味，煎取三升，去滓，分温，三服"。《伤寒论类方》云："先煮茵陈，则大黄从小便出，此秘法也"。

按：《伤寒论》、《金匮要略》中方剂先煮之例尚多，不悉举。

二、主要药不宜久煎者

大承气汤 "以水一斗，先煮二物，取五升，去滓，内大黄，更煮取二升，去滓，内芒硝，更上微火一、二沸，分温再服。得下，余勿服。"

按：此方大黄后煮，是取其急下；调胃承气汤中之大黄不后煮，是不取其速降之力，而合甘草则是取其调胃；小承气汤中之大黄不后煮，是合枳、朴，而取其缓下之意；《金匮要略》三物厚朴汤，药味同小承气汤，而大黄则后煮，是取其峻利；厚朴大黄汤，药味亦同小承气，大黄不后煮，且主以厚朴，是取其行气而主胸满；桃核承气汤、抵当汤、大黄牡丹汤中之大黄均不后煮，是取其走血分。对于不同的具体问题，采取不同的具体措施，以解决实际问题，是合乎辩证法则的，我们不应当无视于这些各种方剂不同煮药法的丰富经验。

栀子豉汤 本方以及栀子甘草豉汤、栀子生姜豉汤中之"豉"均后煮，惟《金匮要略》栀子大黄汤中虽有豉而不后煮，以实热之邪，豆豉不当重任之故。

桂枝人参汤 其桂枝后煮。因桂枝辛香，经火久煮，则气散而力有不及，故须迟入。凡用桂枝诸方，俱当依此为例；用肉桂，亦当临用去粗皮，切碎，俟群药煮好，方入，煮二三沸即服。按凡芳香之药，其主要成分为各种挥发油，故贮藏须密，煎煮不可过久，否则有效成分挥散殆尽。如薄荷，一般也知后下，对于桂枝、细辛等药，若一律久煎，是不尽对的。不过这也不能概括不同性质的复方。考仲景诸桂枝汤方，仅此方桂枝采取后煮，而桂枝汤、桂枝加厚朴杏子汤，则全药味用微火煮，而桂枝加桂汤、桂枝加芍药汤、桂枝加大黄汤等，桂枝既不后煮，全药味亦不用微火煮，只取普通煮法，是各有所宜，不必强同。仲景书中，这类的例子很多，如大黄久煎则力减，故应后煮，可是三承气汤中之大黄，则分别对待，是仲景煎药法，多本之于患者的病情与药味的主次，采取不同的措施，既原则，又灵活，读仲景书者，于各个立法示意的地方，要仔细地研索，绝不可死板地执一端以概其全面。

三、去滓再煎者

小柴胡汤 "以水一斗二升，煮取六升，去滓，再煎，取三升；温服一升，日三服"。

我在初学医的时候，读张锡纯《医学衷中参西录》，见有小柴胡汤"去滓再煎"之解说云："按去滓再煎，此中犹有他义，盖柴胡有升提之功，兼有发表之力，'去滓再煎'，所以去其发表之力也；然恐煎久并升提之力亦减，故重用至八两。"我当时以为很对，后细读《伤寒论》，则对张氏之说产生了疑问。小柴胡汤、大柴胡汤、柴胡桂枝汤，固都可以如张氏所解释，因为都是"去滓再煎"，但还有一点与张说不相容处，即大、小柴胡汤，柴胡量均为半斤，而柴胡桂枝汤却为四两；再观柴胡加芒硝汤、柴胡加龙骨牡蛎汤，都不去滓再煎，难道也是因为这个发表的问题吗？最令人生疑的是：生姜泻心汤、半夏泻心汤、甘草泻心汤与旋覆代赭汤，它们都无柴胡，却也"去滓再煎"，这是什么道理呢？从中可体会到一点，即张说并非仲景"去滓再煎"之原意，不过很长时期还不得其真解。

后来从《伤寒论》整体着想，仲景治疗伤寒，法取汗、吐、下、和，少阳病禁汗、吐、下独取和法，柴胡是调和阴阳疏解表里的专药，而"去滓再煎"本身也具有调和之义，施于柴胡和解之剂，固具双重作用。惟对于无柴胡之生姜泻心汤等，又不适用此等解说，自知非通达之论。因再深加考虑，得两义：①原生姜、半夏、甘草三泻心汤与旋覆代赭汤，均属和胃之剂，和少阳，和阳明，均旨在和解，异病而同法，又怎么不可取"去滓再煎"之煮法呢？②和法在方剂上均寒热药并用，以调解其阴阳之错综，寒热之胜复，观柴胡汤中柴胡、黄芩与半夏、生姜并用，旋覆代赭汤中代赭石（味苦性寒）与半夏、人参并用，合而观之，立法之原则相同，方药配伍之取径相同，那末，煮法之"去滓再煎"，又怎么可以不相同呢？

四、以多量水久煎者

炙甘草汤 "以清酒七升，水八升，先煮八味，取三升，去滓，内胶烊消尽，温服一升，日三服。"

按：《伤寒论》中，此为最久煎之方剂，酒、水合为十五升，煎取三升，是将药汁浓缩成稀膏，非用慢火久煎莫得。否则调补心脉的力量不够，对"心动悸脉结代"之疗效不显，临床体验，可以知之。

五、特殊煎法者

大黄黄连泻心汤 "以麻沸汤二升渍之，须臾绞去滓，分温再服"。此方用大黄泻下，这一煎煮法可增加对肠管的作用。

附子泻心汤 "附子煮取汁"；大黄、黄连、黄芩三味，"以麻沸汤二升渍之，须臾，绞去滓，内附子汁，分温再服"。尤怡曰："此证邪热有余而正阳不足，设治邪而遗正，则恶寒益甚；或补阳而遗热，则痞满愈增，此方寒热补泻，并投互治，诚不得已之苦心。……方以麻沸汤渍寒药，别煮附子取汁，合和与服，则寒热异其气，生熟异其性，药虽同行，而功则各奏"。此说可谓得仲景煎此方之要点。

乌头汤 "川乌五枚，咬咀，以蜜二升，煎取一升，即出乌头"，麻黄、芍药、黄芪、甘草四味，"以水三升，煮取一升，去滓，内蜜煎中，更煎之，服七合，不知，尽服之。"

大乌头煎 "乌头大者五枚，熬，去皮，不咬咀，以水三升，煮取一升，去滓，内蜜二升，煎令水气尽，取二升，强人服七合，弱人服五合。不差，明日更服，不可一日再服。"

乌头桂枝汤 "乌头一味，以蜜二升，煎减半，去滓，以桂枝汤五合解之，令得一升后，初服二合，不知，即服三合，又不知，复加至五合。其知者如醉状，得吐者为中病。"

观《金匮要略》乌头汤等三方，乌头或以蜜煎，或先以水煎更纳蜜中煎之：蜜煎时须令蜜减半，则须久煎方得。乌头为大毒之剂，乌头与蜜相合，因有其配伍上的治疗作用，久煎乌头，确能杀其毒而效能反不减，故以蜜久煎制毒之说，似未可厚非。

此外，仲景之各种煎法尚多，都应当加以研讨，以施之于临床。若更能本着他的原则，加以剂型改进，使之便于服用，则亦"古为今用"之一端。

不过临床施治，在用药方面，于煎法外，还有许多应当注意的事项。当然认证准确，选方得当，是首要的。但想要使药物发挥潜力，就必须注意药的炮制；想要取效及时，就必须注意药的服法（如份量、次数、时间距离及温度等）；想要疗效准确，就必须注意禁忌（如饮食及寒暖等）；想要巩固疗效，就必须注意患者的生活、情绪。总之，只要是治疗范围内应有的事项，都应当注意到，否则稍有疏漏或配合不好，大则枝节横生，小亦影响疗效，所以富有经验的临床医生，都应注意到各个方面，以防微杜渐。这里面有护理人员的工作，也有医生的责任。

我院病房，在患者病情严重，而值方药煎法复杂时，则医生、护士自行煎煮，或协助药剂人员煎煮，不敢潦草从事，力图提高疗效，这是值得发扬的。

外感咳嗽的认证和施治

咳嗽不是病名，而是一种证候，疾病原因各有不同，而咳嗽的证候也因之而异，所以用药必须视证候为标的，不能使证候俯就于专药。今以伤风咳嗽为例，略述其证治如下：

一、伤风咳嗽之证治

伤风感冒、咳嗽，有发热者，有怕冷者，或怕风者，多头痛、鼻塞、喷嚏、多涕，喉中一痒，则呛咳难忍，有痰很不易咯出，至多吐出一口白痰，或竟无痰。

少壮人患此，有不治自愈的，虚弱及老年之人，患此证时，或缠绵不愈，或并发喘息，浸渐而演成慢性咳嗽，甚至诱发"肺痿"，固不可以为小病而忽视不治。

治法：初起宜发表，象贝、杏仁、桔梗、薄荷等，合荆芥、防风。触风寒而怕冷，舌淡苔白而不渴者，加远志、紫菀、苏叶。感风热而不怕冷，舌绛口渴者，加枇杷叶、茅根、桑叶。鼻塞多涕者，加前胡、白薇。头痛甚者，加蔓荆子。喉痛者，加牛蒡子、连翘。声音嘶哑者，加凤凰衣、锦灯笼。喉痒者，加橘红。呕者，加竹茹、生姜。胸闷者，加陈皮、苏子。夹食者，加莱菔子、焦谷芽。平日嗜酒者，加葛花、枳椇子。湿盛咳声如在瓮中者，加赤苓、薏苡、木通。

凡治病，应当适应体内之自然抗病力，因势而利导之，伤风咳嗽咯痰，是体内驱逐风寒外出之表现，医者从而用药助其驱逐，令邪外出。所以，治疗伤风咳嗽，唯一方法，就是宣达剂。荆芥、防风是宣达疏解的药物；荆芥能疏解肩背之拘急，防风能疏解两太阳之头痛，且荆芥佐以薄荷，能使风热之邪从鼻泄出，共奏宣达之功效；贝母、杏仁为治咳嗽之效药，桔梗能开肺祛痰，凡伤风咳嗽不爽者，用之最宜。

二、治伤风咳嗽之方剂

（一）古方

咳嗽口渴，身热不高，无其他特殊症状者，不论有汗无汗，宜张仲景之麻杏石甘汤（药品：麻黄、杏仁、石膏、甘草）。

咳而喘甚，或所谓哮喘，喉中如水鸡声音，宜张仲景之射干麻黄汤（药品：射干、麻黄、细辛、五味子、半夏、紫菀、款冬花、生姜、大枣)。

咳而发热怕冷，汗不出或汗出而臭，倚息不得平卧，卧则咳甚者，宜张仲景之小青龙汤(药品：麻黄、桂枝、干姜、五味子、细辛、半夏、白芍药、甘草。若口渴烦躁杂有热象者，加生石膏)。

咳嗽腹满身热甚，气上升不得降者，宜张仲景之厚朴麻黄汤(药品：厚朴、麻黄、杏仁、细辛、半夏、五味子、干姜、小麦、石膏)。

以上各古方，虽不专治伤风感冒的咳嗽，然伤风感冒咳嗽之重症，用之得当，取效甚速。

(二) 后世方

伤风咳嗽之轻症，鼻微塞不发热者，可用程钟龄之止嗽散(药品：桔梗、荆芥、紫菀、百部、白前、甘草、陈皮)。此方本作末药，可改作汤剂或糖浆制剂。

咳而痰多者，可用张景岳之六安煎(药品：半夏、橘皮、茯苓、甘草、杏仁、白芥子、生姜)。

咳而怕冷，无汗痰多，趋于寒化者，可用黄元御之紫苏姜苓汤(苏叶、甘草、生姜、半夏、茯苓、橘皮、干姜、砂仁)。

咳嗽喘满，头目昏痛，鼻塞声重，痰涩不利，胸膈胀闷者，可用《太平惠民和剂局方》之金沸草散(药品：金沸草、麻黄、前胡、荆芥穗、甘草、半夏、赤芍药、生姜、大枣)。

以上时方，治伤风感冒咳嗽之轻症。对古方嫌重者，可选用之。

禁忌：治外感咳嗽，首宜禁用收敛药，如五味子(古方用五味子必伍以干姜、半夏，则可制约它的收敛性)、罂粟壳等，使咳嗽敛止，痰液不易排出，虽患者一时觉快，但病邪乘机深入，不日复发，咳嗽更行加重，甚至发展成慢性支气管炎。

治风寒咳嗽，即宜宣达，则滋润粘腻甘寒之药，在所应忌。如生地黄、天门冬、麦门冬、石斛、天花粉、桑白皮、玉竹、地骨皮、白芍药等，若口味淡或微咸，涕清痰薄，误投此类，既锢闭塞邪，又助长痰涎，令病毒难于疏散，留恋下去，演成久病。

体弱或老年人，偶患伤风感冒咳嗽，亦宜先事疏解，而不宜过于发散，若仅顾忌虚弱，遂用补剂，如人参、黄芪等，使外邪久驻，病程延长，反造成"欲速则不达"之弊。

伤风咳嗽，往往消化不良，易停食积（小儿更甚），医者常加鸡内金以治之。以为鸡内金能消积，且甚和平。不知此药恽铁樵说它功专补脾，咳嗽得鸡内金，即完全不爽，最宜忌之。

感冒风寒之咳嗽，最忌葶苈子。葶苈功能泻肺，性最猛悍。伤寒大陷胸丸，用治肺实证，以摧坚敌，若认伤风咳嗽面红或声音嘶嗄不出为肺实而投之，是患诛伐无过，必致病随药变。

患风寒咳嗽人，食物宜忌荤油，观《内经》于热病禁人食肉，可以参悟。

谈发热的治疗

甘温除大热，其热乃阳虚发热，属虚热范畴，与实热、外感发热不同。如老年阳虚证：由上而下，多见形肥面白，口干咽痛，口舌生疮，甚则失音，涕唾稠粘，手足心热，阳事不举，便燥溲赤，发热由子时起，巳时止，盗汗必寐时，脉右尺多虚或细而无根，或数而不伦。老年阴虚证：由下而上，虚火上炎，午后子前发热，寐时盗汗多，见神瘁肌削，面色苍黑，吐痰白色，连绵不绝，胃腻恶食，食则不化，大便溏泄，遗精白浊，脉必细数或沉而空虚。此虚热之两大类别，不可不辨。

甘温除热是从治，用于饥饱劳逸，阳气不畅，阳虚发热之人。阳虚乃黄芪证（阴虚乃地黄证），方如补中益气汤、归脾汤。须注意与戴阳证之区别。二十年前，诊一患者，发热十余日，体温37℃～38℃，中西医治疗无效，连翘、芩、连之类，均未应手。余细诊之，见其头热足凉，脉虚，是为"龙雷之火"上越。治斯疾若误用寒凉，犹如电线走火，与水更旺，愈凉愈热，治宜引火归源，使"龙安其宅"。改投龙骨、牡蛎、山药、石斛，加肉桂1.5克分冲"引火归原"，次日则热见退，三剂瘥除。

低热，西医往往病因难觅，治则无法。中医论治，有能治好的，也有治不好的。不过越是"无影无形"之症，西医越感困难。肾上腺皮质激素是"肾药"，似偏治肾阳虚，非百病皆效，凡中医治病，不强调特效方，都是辨证施治。如阳虚之热，轻触肌肤觉灼热，重按之，则反觉不热。手背热是为阳虚；手心发热，是为阴虚。前额发热，多为外感；乙脑、流脑之类多见枕后发热。下午发热、腰痛，是肾阴虚，应滋肾，可用都气丸加柴胡、白芍。阳虚者用升阳益胃汤。若见胸脘痞满、苔白，则用三仁汤以清热利湿。总之，低热者，要从阴阳、脾胃、肾、肺几个方面去辨。抓不住证候不行，抓不住证候则无证可辨，治无从施。曾诊一女孩，六岁，低热，延医三月无效，余视，所患乃脾胃阳虚发热之证，予四君子汤加山药，共进十余剂而瘥。证候不是症状。证候范围广，包括症状、时间、地点、整体情况。证候是灵活的。症状是固定的。病为本，证是标，但有时证候可上升为主要矛盾，故应灵活变通，不可固守一格，《易经·系辞下传》谓："穷则变，变则通"，可为诊治疾病作参考。低热是虚证，不可当实证治疗，也要注意"大实有羸状，至虚有盛候"。

　　临床常见一种情况：小儿因感受寒凉，或饮食不节，过食生冷，而致腹泻，或兼有午后发热等证，初用西药抗生素类有效，续用反不效。西医称是产生抗药性，也有出现菌群失调的，中医则认为是脾阳受损。如一男孩，四岁，腹泻低热，初用抗生素有效，继用效减，又轮试他种抗生素，月余，诸症未减，日见消瘦，患儿家长惶然，探询于吾，嘱用参苓白术散，三日而瘥。奇乎？不奇。因抗生素乃抑制性药物，与寒凉药相似，久用则伤阳气，损脾胃。其证，初为阳证，后转阴证，若一味投用抗生素，可能使机体抗病力减弱，故用参苓白术散以健脾胃，药不多而效果即显。所谓病，非全赖药石，必须病人机体有治愈的可能，否则，纵有上工良药，亦属枉然。

　　再则，辨证之时不可仅满足阴阳之别，单纯辨别阴证用阳药，阳证用阴药，那是一般化措施。必须进一步辨清脏腑、经络、寒热、虚实，方能做到方药精当。虽都是阴虚阳虚，但脏腑不同，投药迥异。如肾阴虚用六味地黄丸，而肝阴虚则用一贯煎。脾胃虽互为表里，脾阴虚、胃阴虚用药有相似之处，但终有别。胃主纳谷，下行为顺，胃气上逆故呕哕嗳气。脾主运化，脾虚故腹胀、矢气、大便异常。山药、石斛偏养脾阴，麦冬则偏养胃阴。此类差异甚多，不应含混。

论肾炎的证治

肾炎一病，多数伴有水肿证，今结合中医古籍中关于水肿证治经验和个人体会，加以阐述。

一、中医对肾炎病因、病理的认识

早在两千多年前，《灵枢·百病始生篇》有："用力过度，若入房汗出浴，则伤肾"。《内经》上所谓的肾，可能包括泌尿系、生殖器及肾上腺皮质的功能。它对"肾"所下的定义是"肾者作强之官，伎巧出焉"。那"用力"和"作强"，都是用力之事，事后汗出入水，则伤肾而致病。又《素问·脏气法时论》有"肾病者，腹大，胫肿，喘咳，身重，寝汗出，憎风"，都是伤肾后的衰弱现象。又《灵枢·水胀篇》有："水始起也，目窠上微肿，如新卧起之状，其颈脉动，时咳，阴股间寒，足胫肿，腹乃大，其水已成矣。以手按其腹，随手而起，如裹水之状，此其候也"。这前半段很鲜明地描写出了肾炎患者的症状和体征，后半段并举出诊断的方法。但这里有一个问题需要提出：就是水肿已成"手按其腹，随手而起，如裹水之状"，在临床诊断上有时有所不合。张介宾曾说："以愚见及察之证验，则若与此论相反。盖凡是水证必按之窅而不起，此其水在肉中，如糟如泥，按而散之，猝不能聚，未必如水囊之比，凡随按随起者，亦惟虚无之气，其速乃然，故辨当若此也。"按景岳此说，也未详悉，这是鉴别水肿与气肿的关键所在，应当辨析明确。兹再引近人诸说以明之。日人丹波氏曰："案水胀篇，以手按其腹，随手而起，如裹水之状者，水也。其身尽肿，皮厚，按其腹，窅而不起者肤胀也。肤胀者，寒气客于皮肤之间所致。寒气在于皮肤之间，按而散之则不能猝聚，故窅而不起也。当知随手而起，为有水无气，窅而不起，为有气有水也。《巢源》燥水候，谓水气溢于皮肤，因令肿满，以指画肉上，则隐隐成文字者，名曰燥水。以指画肉上，随画随散，不成文字者，名曰湿水。盖湿水即《灵枢》所谓水也，燥水即所谓肤胀也。"凡水肿从目窠头面起，而肿与尿闭同时俱进者，为肾炎之常见证。水在皮下组织而为浮肿者，按之必窅而不起，然须一指尖按之，若全手掌按之，亦复随手而起。水在体腔内，或在腹腔内，而为腹水者，其腹虽胀满，按之则随手而起。又有消化器病，因肠中多气体而腹大者，按之亦随按而起。惟水肿在四肢者，按之无有不陷，以其内无腔本，其水必在皮下组织间也。是故四肢之肿，按之必陷，腹部之肿，按之或陷或起，此自然之理也。丹波氏引《灵枢》、《巢源》，以窅而不起者，为肤胀燥水，随手而起者，为水，未免不究实际。且《灵枢·水胀篇》云："水始起也，目窠上微肿，如新卧起之状，其颈脉动，时咳，阴股间寒，足胫肿，腹乃大，其水已成矣。以手按其腹，随手而起，如裹水之状，此其候也。"此其症状与"论疾诊尺"之风水肤胀悉同，所异者，一则按其腹随起，一则按手足不起。然而从实际情况看，按腹随起者，安知按手足而不陷？故以按之起不起分别水与肤胀，不可凭。尤在泾氏曰："腹中气大，而肢间气细，气大则按之随手而起，气细则按之窅而不起，而其浮肿则一也。"此说颇近理。

又《素问·水热穴论》有："肾何以能聚水而生病？岐伯曰：肾者胃之关也，关门不利，故聚水而从其类也。上下溢于皮肤，故为胕肿。胕肿者，聚水而生病也。""诸水皆生于肾乎？岐伯曰：肾者，牝脏也。地气上者，属于肾而生水液也，故曰至阴。勇而劳甚则肾汗出，肾汗出逢于风，内不得入于脏腑，外不得越于皮肤，客于玄府，行于皮里，传为胕肿，本之于肾，名曰风水"。所谓勇而劳甚，是努力动作过于疲劳，则肾汗因之以出，肾汗出遇到外界风的袭击，那已经离位的汗，则不得入脏腑，外为风所束，又不得越出于皮肤，客居于玄府——汗腺，而游行于皮下组织，传变成胕（作浮解）肿的病。这个病根基本发生在肾，而诱因却是风，所以叫"风水"。《难经》有："久坐湿地，强力入水则伤肾"。是对《内经》的阐发。

张仲景《金匮要略》有："寸口脉沉滑者，中有水气，面目肿大，有热，名曰风水"。寸口脉沉滑者，是水的象征，所以下面紧接着说中有水气。面目肿大，有热，是水与风合，所以名曰"风水"。

从《内经》和仲景的说法来看，古人认为水肿的原因，虽内主于肾，但多诱发于外感病，所以都以"风水"命名。

中医对肾炎的认识，如后汉华佗《中藏经》："人中百病，难疗者莫过于水也。水者肾之制也，肾者人之本也，肾气壮则水还于海，肾虚则水散于皮"。这也具体地说明了肾炎的失去行水能力，而致演成水肿的疾患。

又朱震亨《丹溪心法》："阳病水兼阳证者，脉必沉数，阴病水兼阴证者，脉必沉迟。水之为病不一，贾洛阳以病肿不治，必为锢疾，虽有扁鹊亦莫能为，则知肿之危恶非他病比也。夫人之所以得全其性命者，水与谷而已，水则肾主之，土谷则脾主之，惟肾虚不能行水，惟脾虚不能制水，胃与脾合气，胃为水谷之海，又因虚而不能传化焉，故肾水泛溢，反得以浸渍脾土，于是三焦停滞，经络壅塞，水渗于皮肤，注于肌肉而发肿矣。其状目胞上下微起，肢体重著，咳喘怔忡，股间清冷，小便涩黄，皮薄而光，手按成窟，举手即满者是也。……大凡水肿先起于腹，而后散四肢者，可治；先起于四肢，而后归于腹者，不治。大便滑泄，与夫唇黑、缺盆平、脐突、足平、背平或肉硬、或手掌平、又或男从脚下肿而上、女从身上肿而下，并皆不治。若遍身肿、烦渴、小便赤涩大便闭，此属阳水。"

又李中梓《医宗必读》："阴阳虚实，不可不辨。大抵阳证必热，热者多实，阴证必寒，寒者多虚。先胀于内而后肿于外者为实，先肿于外而后胀于里者为虚，……滑数有力为实；弦浮微细为虚，色红气粗为实；色悴气短为虚。凡诸实证，或六淫外客，或饮食内伤，阳邪急速，其至必暴，每成于数日之间。若是虚证，或情志多劳，或酒色过度，日积月累，其来有渐，每成于经月之后。"以上所引，在肾炎疾患的阴阳虚实上，表明了它们各有不同的证候，对中医诊断和治疗，都很有启发。

二、中医对于肾炎的治疗法则

我国古代医家类似肾炎的论述不仅比较完备，而且也积累有不少有效的治法，如：

《素问·汤液醪醴论》："平治于权衡，去宛陈莝，……开鬼门，洁净府"。用现代语来解释，"平治权衡"，是诊察脉象的浮沉表里；"去宛陈莝"，是扫除郁结水液与废物；"开鬼门"，"鬼门"是汗腺，"开鬼门"即发汗。"洁净府"净府是膀胱，洁净府即利小便。

张仲景《金匮要略》："诸有水者，腰以下肿，当利小便，腰以上肿，当发汗乃愈。"又"夫水病人，目下有卧蚕，面目鲜泽，脉伏，其人消渴，病水腹大，小便不利，其脉沉绝者，有水，可下之"。这对于治疗肾炎在发汗利小便方面，分别地画出了上半身下半身肿的界限，且又在腹大脉沉绝（脉沉绝是因水气壅瘀不行，脉道被阻遏所致，非真的沉绝，当辨。）的情况下更提出下法一种，开辟了后人对实水用下法的途径。

明代虞抟《医学正传》引丹溪治肿之大法曰："理宜补脾，又须养肺以制木，使脾无贼邪之虞，滋肾以制火，使肺得清化之令，却盐味以防助邪，断妄想以保母气，以大剂人参、白术补脾，使脾气得实，自能健运升降，此千载不易之定论，万举万全之妙法也。"又李中梓《医宗必读》："余于此证，察其实者，直清阳明，反易收功；苟涉虚者，温补脾肾，渐次康复。其有不大实亦不大虚者，先以清利见功，继以补中调摄。又有标实本虚者，泻之不可，补之无功，极为危险。"以上这些治法，是于仲景发汗利小便与下法之外，又立出补脾温肾的方法，根据具体不同的情况，而施以不同的治疗。

在中医一般性的治疗规律中，把本病的过程，约分作三个阶段，即初期、中期、末期。初期治疗的目的是

"祛邪即所以扶正"，因为这个时期邪盛正实，病邪虽然炽烈，而还未致损伤正气，只要邪去而正气自能康复。中期是"祛邪兼以扶正"，因为这个时候病邪侵扰稍久，正气渐不能敌，所以需要一方面祛邪，一方面扶正，才不至于在攻邪时伤及正气，使病邪反而得逞。末期是"扶正即所以祛邪"，因为这个时候病邪淹留既久，虽势已就衰，同时正气也因之大伤，不能支持，假使余邪稍有未净，而病人在自觉上也感负担不了，即使病邪已净，而衰弱现象亦有类于病邪。所以扶持正气，使体力恢复，则余邪不却自去；即令余邪仍在，待正气得所培养能支撑时，再为祛邪，也容易为力。上面李中梓氏所谓察其实者，直清阳明，反易收功，是初期祛邪即所以扶正的治法。所谓其有不大实大虚者，先以清利为功，继以补中调摄，是中期祛邪兼扶正的治法。所谓苟涉虚者，温补脾肾，渐次康复，是末期扶正即所以祛邪的治法。这里需要说明的是：患者体质素常即属虚弱，病的初期，亦多正虚之证；若患者体质素常壮健，病的期间则也有始终邪实正亦实者。所谓常规之中，每有变例，是在临床之际，辨证施治，因人制宜，才不致犯教条主义的弊病。李氏所谓又有标实而本虚者，攻之不可，补之无功，极为危险。在临床辨证上，病不怕重，就怕夹杂，若病情一涉复杂错综，祛邪则有伤正气，扶正则助长病邪，攻补两难，应恰当处理。

三、治疗肾炎方剂的选择

（一）急性肾炎时多取发汗或峻下的方法

发汗　如：越婢加术汤（张机方）治风水恶风，一身尽肿者。麻黄12克，生石膏18克，生姜9克，甘草6

克，大枣4枚（擘），苍术12克，用清水三盏，煎至一盏，温服，覆被取汗。

【方解】　本方以散邪清热，补中益胃的方法治水。用麻黄通阳而发表，石膏治水湿中所夹之热，而麻黄得石膏，逐表里之水的力量更大，甘草、姜、枣以和中调表里，苍术以助麻黄发汗，祛逐表湿。

峻下　如：浚川散（《张氏医通》）治水肿胀急，大便不通，大实大满者。大黄、牵牛（取头末）、郁李仁各30克，芒硝、甘遂各15克，木香9克。共为细末，每服6克，入生姜自然汁，和如稀糊，服之。

【方解】　此方是下水积的峻药，大黄、郁李仁、牵牛、甘遂，都是植物性的下剂，而它们的作用却各有不同。浚川散以六味药组成，主治大实大满水肿兼腹中有积者，所以用大黄、郁李仁佐以下剂之芒硝，以涤荡肠胃中之积。甘遂为逐周身之水最有力量之药，佐以利大小便之牵牛，则能消水肿之胀急。火热郁结，水液不能宣通者，服之有捷效。

（二）慢性肾炎多取健脾温肾补气的方法

健脾　如：①六君子汤（《太平惠民和剂局方》）治气虚痰饮，呕吐痞满，脾胃不和，变生肿症者。人参3克，白术、茯苓各6克，甘草（炙）2.4克，陈皮2.4克，半夏3克，生姜3克。清水煎，温服之。气滞加木香、砂仁，名香砂六君子汤。

【方解】　本方治肠胃虚弱，以致水停经络，转变为肢体浮肿者。以食欲不振，容易疲劳，血虚，腹软，脉弱，平素手足易冷者为目标。方中的人参、白术、茯苓、甘草名四君子汤，义取性味平和，能使胃肠机能增强，消化吸收良好，脾力健旺。人参、陈皮，合之能增进食欲，半夏、白术、茯苓，合之能去肠胃停水。若三焦气滞，再加木香以行之，脾胃气阻，更加砂仁以通之。

②实脾饮（《济生方》）治身重懒食，肢体浮肿，口中不渴，二便不实者。白术（土炒）、大腹皮、草果仁、木香、木瓜、附子、干姜各30克，甘草（炙）15克，厚朴（姜炒）、茯苓各30克。共为粗末，每服12克，水一盅半，生姜5片，大枣肉1枚，煎至七分，去渣，温服之。气虚者加人参。

【方解】 本方因脾虚不能制水，水妄行浸渍于肌表，所以身重浮肿。用白术、甘草、生姜、大枣以实脾胃之虚。脾胃虚则中寒不能化水，水潴留于肠胃之中，则懒食而不思饮，大小便均不实，用干姜、附子、草果仁，以温脾胃之寒，更佐以大腹皮、茯苓、厚朴、木香、木瓜以导水利气。气行则水行，脾实则水制，所以名曰"实脾饮"。

温肾 如：济生肾气丸（《济生方》）治肾虚脾弱，腰重脚肿，小便不利，腹胀喘急痰盛，酿成水肿者。熟地黄120克，茯苓（乳拌）90克，山药（微炒）、丹皮（酒炒）、山萸肉（酒浸）、泽泻（酒炒）、川牛膝（酒浸）、车前子（微炒）、肉桂各30克，附子（制熟）9克。共为细末，炼蜜为丸，如黄豆大，每服80丸，空心服，米饮送下。

【方解】 本方应用于患者一般情况现严重疲劳倦怠，但肠胃功能健全，无下利及呕吐症。方中地黄、山萸、山药有强壮滋润之效，茯苓除强壮外，又有利尿作用，泽泻又有利尿止渴作用。更配以消除瘀血及镇痛之牡丹皮，伍以鼓舞机能的肉桂、附子。此方较少用于幼童及青年，较多用于中年后尤其老年病人。

补气　如：保元汤（李杲方）治元气不足，引起浮肿者。黄芪（蜜炙）9~18克，人参9~30克，甘草（炙）3克，肉桂（春、夏0.6~1克，秋、冬1.5~2克）。清水煎，空腹时温服。

【方解】　本方用黄芪保在外一切之气，甘草保在内一切之气，人参保内外一切之气，并滋五脏元阴，诸气治而元气自足。但这三种药物，补水谷之气则有余，补生命门之气则不足，所以更加肉桂，以鼓舞肾间动气。治虚性末期水肿，及在水肿消失后之善后阶段，用之恰当，常获显效。

（三）一般治水肿之普通应用的方剂

如：①五苓散（张机方）：治浮肿多在身半以下者。泽泻120克，茯苓、白术、猪苓各90克，肉桂30克。共为细末，每服4.5~9克，米饮送下。水肿腹胀甚者，加木香、丁香、沉香、槟榔、白豆蔻。

【方解】　本方用白术以补脾，脾实则水自能得除，用茯苓、猪苓、泽泻以利水，水自渗泄而可以不为患，更加肉桂以化膀胱之气，则水道益能通利。此散通治诸湿腹满、水饮、水肿。

②五皮饮（澹寮方）：治疗水病肿满，上气喘急，或腰以下肿。茯苓皮、大腹皮、桑白皮、橘皮、生姜皮各等分。共为粗末，每服15克，水一大盏，同煎至八分，去渣，温服，不拘时，日三服。忌生冷油腻坚硬之物及盐酱。湿盛者加苍术、苡米，夹风加防风、荆芥。经常用，可加入沉香3克（为末冲服），油桂1克，炮姜6~9克，合作汤剂用，能使疗效率增高。

【方解】　本方以茯苓皮渗湿健脾，大腹皮下气行水，桑白皮泻肺火，利水道，橘皮利气，生姜皮化阳，皆用皮者，治水气溢于皮表之症，取以皮走皮的意思。

再论肾炎的治疗

肾炎，有急性、慢性之分。得此病之成人、小儿，无论治疗或预后，差异均较大。

小儿之急性肾炎，稍加治疗，常可不久向愈。问题在慢性肾炎，因小儿肾脏娇脆，常因服药致病，如磺胺剂等，此类则难治。若因外感成病者，非不可治，其肾脏虽有损害，然小儿生机旺盛，稍事辅佐，可随生长发育而康复。治此病，可仅用玉米须（玉米须甘平无毒，利尿退肿，益肾）一味，日用 60 克（干）洗净煎水服，连服六月，即能痊愈，屡试屡验。惟须说明者，此系慢性病，非长期不间断地服药，则难望收功。所以，应有方有守，则可积渐变而突变，亦即量变到质变之理。然有些家长，对于小孩之病，治疗稍久则不能坚持，城市医疗条件又好，自认无效，辗转延医，杂药乱投，效安从来？故应强调坚持用药，最好一次备齐晒干之玉米须 12 公斤。兹列数案于后。

赵某之子十岁，患慢性肾炎，连服玉米须半年痊愈。

余亲戚之女，八岁，患肾炎。其父为西医，故用西药治疗，年余不效。后遵嘱连续服用玉米须半年而愈。现已十八岁，未见复发。

李某之子，十二岁，来诊，入室迳伏案上，两眼呆滞。其母诉儿患慢性肾炎三年，因尿毒症住某医院三月，先后服用西药、八味地黄丸，不效。余诊视之，论

曰：小儿无七情六欲，相火未动，非阳虚证，乃六味地
黄证。（后世有人谓八味地黄丸系六味地黄丸加桂附，
讹也）。八味地黄丸出自《金匮要略》，多为老年服用
之品：六味地黄丸则是擅治小儿病名医钱乙由八味地黄
丸化裁而得，遂成六味地黄丸。连服一月，诸证十去八
九。用玉米须调补一年而愈。至今已二十余岁，亦未复
发。可见辨证施治，"差之毫厘，则失之千里"！

成年之慢性肾炎，多由急性转来。在急性期时稍加
治疗，即称"已愈"，其实未愈。一二月后宿恙悉现，
或因感冒而反复。因成人生机远逊于少儿，七情六欲颇
多，加之劳累、房事、感冒等等，故康复者少。有人认
为根本不可恢复，据我多年临床观察，病程在五年之内
者尚属可治。病程较长之慢性肾炎，若治养得当，可延
长寿命，甚至达一、二十年之久，在此期间，病情时轻
时重，然终难免寿折早夭。倘已有尿毒症，治之更难。
急性尿毒症可治愈；慢性尿毒症现很难治愈，但在肾功
能未达衰竭之极，治又得当，有拖延一二年以上者。此
症为何治之更难？因在慢性期时，医之尚难愈，若久延
失治尿毒症病愈深重岂易治愈。

慢性肾炎的治疗，应根据其发展之不同阶段，投予
相应药方。在刚由急性转为慢性之初，利水为主，用胃
苓汤加枳壳、党参。

中期者，治以扶正利水。宜掌握脏腑之阴阳虚实，
辨证论治。一般说来，肾炎先肿面部（与心脏病先肿
下肢、肝硬化以腹水显著为主不同），病位不外肺、
脾、肾三脏。由外感而致，病在上焦，胃阳不振用苓桂
术甘汤。病在中焦以腹之脐周肿胀为显著（即大腹
肿），乃脾湿，用实脾饮。病在下焦，下焦肿甚，肾阳

式微，用济生肾气丸，倘肾阴不足为主，可用六味地黄丸，肾阳不足为主，亦可用桂附地黄丸。

肾变期，水肿显著，蛋白尿亦重。在其初期，可用粤省通用之治肾炎方：云苓18克，泽泻12克，猪苓12克，白芍9克，法夏9克，厚朴7.5克，枳壳7.5克，陈皮1.5克，甘草1克，可退肿，消尿蛋白。后期尿蛋白持续在＋＋～＋＋＋，用防己黄芪汤（《金匮》方）有效，但黄芪不应小于30克，且应坚持用药半年以上，阳虚可加附子。我曾用是方治愈的一例，治疗的头两个月，证减不著，守原方叠进，再二月而愈。收效关键，仍在守方，守方之中须注意观察病之动向，以消息方药。守方者，有时不在医家，而在病家，医者须与患者明言其理。我之次女，于他地患肾炎，水肿、蛋白尿，来函详叙诸证，令服济生肾气丸（作汤剂），连进四十四剂未效，来函相告，求改方，审其证，嘱原方继服，又进三剂，效验大显，积量变至质变了，可见守方之重要！

末期者，显阳虚证（可有发烧，是虚热），用罗止园之治肿胀方：山药18克，白术土炒24克，茯苓皮18克，生姜皮12克，猪苓9克，炮附片9克，苡仁米12克，党参18克，炙芪18克，白蔻仁1.5克，桂圆肉12克，怀牛膝12克，生姜3克，大枣3枚擘。

此方大温，水属阴邪，虽见发热似阳，实为阴证，非温药水弗能化。另拟简方可用，黄芪30克，人参30克（单煎兑服，一料可用三日），用芪补六腑之阳，以参滋五脏之阴，保内外之气。

肾盂肾炎，较肾炎易治。治疗中仍应以中医理论为指导，因人、因时、因地、因脏腑及因表里、寒热、虚实之不同，临证权衡，无一方百应者，故不可泥于一方、一法。斯病感染所致，尤以女性尿道短，罹患此疾为多，不易根治为其特点。用抗生素似乎好了，实则未愈，动辄即复犯。前已言及，药必借人体正气而疗疾。抗生素与苦寒药相似，易伤脾胃，抑制细菌，同时，也抑制人体之生理机能，遏抑肾阳，故药力无所依，而失其效。曾治某医院副院长，女性，患肾盂肾炎，初用抗生素有效，但迁延年余，复发愈频，他医又曾投清热解毒之剂，未中病机。求诊于我，诊其脉六部皆弱。嘱发作时用猪苓汤原方，间歇期用金匮肾气丸，如遇外感，停用此药，持续服用半年（同时休息）。三月后来告，虽有复发，然间歇延长，至半年后再不复发，今已数载！

关于泌尿系结石的治疗

一、祖国医学对尿结石的认识

古代文献记述颇多，早在秦汉时，《素问·六元正纪大论》在论述不同气候变化与疾病关系时就指出，燥气偏胜时，可有"小便黄赤，甚则淋"。湿气偏胜时，会有"病中热胀，脾受积湿之气，小便黄赤，甚则淋"。这种热与湿为各种淋病形成因素的认识，便成为后世论述淋病之本的基础。后汉张机在《金匮要略·消渴小便利淋病脉证并治》中指出："淋之为病，小便如粟状，小腹弦急，痛引脐中"。尤怡解释说："淋病有数证，云小便如粟状者，即后世所谓石淋是也。乃膀胱为火热燔灼，水液结为滓质，犹海水煎熬而成盐碱也。小腹弦急，痛引脐中者，病在肾与膀胱也。"按巢氏云："诸淋者，由肾虚而膀胱热也，故……肾气通于阴。阴，津液下流之道也。……膀胱，津液之府，……肾虚则小便数，膀胱热则水下涩，数而且涩，则淋沥不宣，故谓之为淋。"张机又在《金匮要略·五脏风寒积聚病脉证并治》中指出："热在下焦者，则尿血，亦令淋秘不通"。这两条就下焦表现的症状，具体地说明了淋病症状并推测到原因。唐代孙思邈在《千金方》中曾指出："热结中焦，则为坚，热结下焦则为溺血，令人淋闭不通，此多是虚损人久服大散，下焦客热所为；亦有自然下焦热者，但自少可善候之"。孙氏就当时人滥服金石制成所谓"延年益寿"的丹药，指出造成下焦积热而形成或助长结石；亦有体质素热而患结石者。他又指出，"石淋之为病，茎中痛，溺不得卒出"。元代李杲在《东垣十书》中认为治小便淋闭证，"分在气在血而治之，以渴与不渴而辨之。如渴而小便不利者，是热在上焦肺之分……可以补肺之不足，……资水之上源也。如不渴而小便不通者，热在下焦血分……热闭于下焦者，肾与膀胱也。……热在下焦，填塞不便，须用感北方寒水之化，气味俱阴之药以除其热，泄其闭塞"。虽是论小便淋闭，但也包括石淋在内，指出施治的标准在渴与不渴的辨证上，是比较具体的。明代戴思恭《证治要诀》论："石淋，溺有砂石之状，其溺于盆也有声，此即是精气结成砂石"，"治法除的然虚冷之外，其余诸证，若用本题药不效，便宜施以调气之剂。盖津道之逆顺，皆一气之通塞为之。如木香流气饮，却为得当，其中自有木通、麦冬、腹皮辈。如此不效，便投以益血之方，盖小便者血之余也，血既充满，则滋脬下润自然流通，如火府丹，却为得当，其中有地黄辈，然此非特言血淋、气淋，一应淋皆可用，独不可用之虚冷耳"。戴氏为治疗诸淋广开了门路，惜未指出气滞与血虚的具体征象，因气滞、血虚均有它一定的征象，辨在药先，不应以药试病后，再投行气、益血之剂。李梴《医学入门》载有"石淋，溺有砂石，茎强痛甚，单牛膝膏、单鳖甲为末，酒调服"，又"治膏淋、石淋，郁金、琥珀开郁，青皮、木香行气，蒲黄、牛膝破血，黄柏、生地滋阴。东垣用药凡例，小腹痛，用青皮疏肝，黄柏滋肾，盖小腹小便，乃肝肾部位。"这些用药法，均切合病情，为后人所宗。清代陈士铎《石室秘录》论："人有小便中溺五色之石，未溺之前痛甚，已溺之后少少宽快，此即石淋也"，"方用熟地、山茱萸、泽泻各三两，茯苓、苡仁、车前子、麦冬各五两，青盐一两，骨碎补二两，芡实八两，肉桂三钱为末，蜜丸。早晚白滚水吞下，各一两，十日必无溺石之苦矣。此证成之最苦，欲溺而不溺，不溺而又欲溺，尿管中痛如刀割，用尽气力，止溺一块，其声铮然，见水不化，乃膀胱之火熬煎而成，此异病也。其色或红或白，或黄或青，或黑不一，总皆水郁而火煎之也。此方之妙，全不去治石淋而径去补肾水之不足，水足而火自消，火消而水自化，其中有妙旨也。倘治膀胱，则气不能出，又何以化水？"陈氏所制方剂，具有强肾化水作用，若遇肾气素虚或服苦寒清湿热之品过多而伤及阳分致结石不易排出者，服之有助于推动结石之降下；于结石复发症，服此补肾之剂，亦当有益无害。

总观有关石淋史料记载，在理论知识方面，虽有些发展，但在临床治疗方面却成就不多，时代使然，无须多议。只有在社会主义社会，医务人员在党的领导下，遵循毛主席革命卫生路线，走中西医结合的道路，取长补短，发扬中医的辨证论治治疗方法，才有可能取得更好的成绩。

二、理论方面

往昔中医认为尿结石是"肾"的疾患，肾属脏，中医所谓脏，是脏象，是从生理活动中归纳出来的，包括甚广，不尽同于西医解剖上的脏器。如《灵枢·本神篇》指出："肾藏精，精舍志。"《难经》亦以两肾分为肾与命门。此后，明代医家对命门的功用有不少阐述。中医认为肾与膀胱相表里，同为水府，尿结石既为水府疾患，则结石之形成自非一端。若水府失职，积湿蓄水，再遇到内因或外因的火热、湿热交蒸，煎熬成石，此是中医对病机的一般认识。肾附命门，若命门火衰，肾阳式微，虚寒以生，虚则运化不足，寒则凝固，水性属寒，与肾内停留之杂滓相合，势会导致结石的形成，若因腰部损伤而瘀血，或因情志惊恐而气滞，以致肾脏血流不畅，气机阻碍，也会形成结石与助长结石。总之，阴阳偏盛，气血的乖和，古人都认为有导致结石的可能性。如王肯堂说："盖五脏六腑十二经脉气皆相通移，是故足太阳主表，上行则统诸阳之气，下行则入膀胱。又肺者通调水道，下输膀胱，脾胃消化水谷，或在表在上在中，凡有热则水液皆热，转输下之，然后膀胱得之而热矣。且小肠是心之腑，主热者也。其水必自小肠渗入膀胱胞中，诸热应于心者，其小肠必热，胞受其热，经谓胞移热于膀胱者，则癃、溺血是也。由此而言，初起之热邪不一，其因皆得传于膀胱而成淋，若不先治其所起之本，止从末流胞中之热施治，未为善也。予尝思之：淋病必由热甚生湿，湿生则水液浑，凝结而为淋。"王氏的观点，是从人的整体出发，认为脏腑互为影响。诸脏有热，热与湿合，都可波及膀胱，因湿为水邪，水性就下，膀胱乃水之出路，停蓄蕴郁，酿成淋病，推本求源，是关系到各个脏腑的。"治病必求于本"，审证求因，是施治的依据，此点值得注意。又张介宾说："真阴肾水不足，不能滋溉营卫，渐至衰羸，……或遗淋不禁，……或腰酸腿软……"、"元阳不足，或先天禀衰，或劳伤过度，以致命门火衰，不能生土，而为脾胃虚寒，饮食少进，……或脐腹多痛，……或小水自遗，虚淋寒疝"。张氏以为肾的真阴亏损、真阳不足，均为导致诸淋的原因。

以上这些理论，都是从临床实践中观察体会总结出来的，具有实际意义，在现代中西医结合治疗泌尿系结石中，仍有着指导临床的作用。

又据现在所知，我国结石疾患有地方性，如山东、广东、安徽等地，患泌尿系结石者较多。

三、治疗法则方面

中医文献认为，五淋中的石淋，多为下焦湿热酝酿而成；间有肾阳不足肾阴亏损所导致之结石；气滞血瘀，使气道不行，血路阻塞，也可形成结石。原因不同，辨证治法亦异。

按现在各地中西医结合治疗泌尿系结石，约分为：湿热型、虚型、实型、气滞血瘀型等；也有按物理检查，以部位上下分型的。根据不同类型分别施治，是提高疗效的重要手段。兹分列于下：

1. 湿热型 因湿热下注，煎熬成石，常突然发作，伴有血尿或发热，小腹绞痛，尿频、尿急，甚至头胀腹闷，脉弦数或滑数，舌苔黄腻，治疗法则，以淡渗利湿、苦寒清热为主。

2. 虚型 分肾阴虚、肾阳虚、阴阳两虚。

（1）肾阴虚：主要症状，有五心烦热，火升、口干，舌干而不多饮，头晕，目眩，耳鸣，面色憔悴，盗汗、失眠，或午后潮热，尿赤、大便干，遗精，脉细数，舌红苔少或裂或剥。患阴虚结石者，比较少见，多因体质阴虚或过服利湿之剂有伤阴分所致，治疗法则，应取清养滋补，但要注意清而不凉，滋而不腻，时时照顾脾胃，才比较能够长期进药。

（2）肾阳虚：主要症状，畏寒，冬更甚，腰酸腿软，面色㿠白，大便溏，小便清长，气短，自汗，有的皮肤浮肿。脉沉迟，舌胖而润或有齿痕。这种类型也比较少，多因体质素禀阳虚，或过服清热之剂有伤阳分所致。治疗法则，以强肾补虚，温阳化湿为主，药应远柔用刚。

（3）遇有阴阳两虚的结石，在治法上，则应权衡阴阳，或阴多阳少，或阳多阴少，针对不同情况，把动静药摆好，过细地组成方剂，才能取得预期的疗效。

3. 实型 患者体质素壮，结石久不移动，而脉搏、舌体、舌苔均无虚象征者，治疗法则，应大胆地行气破血，采取有力的药物，以推动结石的降下。

4. 气滞血瘀型 气滞可导致血瘀，血瘀也可导致气滞，二者互为因果。症状常见腰痛腹胀（气滞）或刺痛（血瘀），有时小腹绞痛，小便滴沥，甚至排出困难，出现血尿、脓尿，舌质黯红或有瘀斑，苔黄，脉弦紧或缓涩。多见于结石症病程过久，气血不畅，梗阻尿路，水液潴留，有的肾盂积水，治疗原则为行气化瘀，排石通淋。

总的治疗原则，要根据患者具体情况进行辨治，若形体壮实，以祛除结石为主；若形体虚衰，则须于治疗结石的专长药方外，辅以扶正药物，攻补兼施；若病情复杂，更须细辨，才能合乎病机，不致贻误。

另外，按结石部位所在为治，如肾内结石，以补肾为主；输尿管结石，以下行加分利为主。

又近时在中西医诊治上，根据排出结石碎渣的化学分析及患者尿液酸碱度而给予针对性药物，疗效又有提高。

四、选方方面

方剂是由药物组成的，一般复方都有它的配伍性，药味之间具有相互促进、相互制约作用，不能拆作一味一味的单味药来衡量它的效能。所以临证选方，是治疗中的重要环节。兹择古方和时方适用于各类型泌尿系结石的分述如下：

1. 湿热型　《伤寒论》猪苓汤；《和剂局方》石韦散。

2. 虚型　属肾阴虚的，用钱乙六味地黄丸、加味地黄丸（六味地黄丸加旱莲草、女贞子各60克）。

属于肾阳虚的用《济生方》肾气丸、六味地黄丸加小茴香、巴戟天各60克。

属于阴阳两虚的，此型选方要多加注意，因为肾中阴阳的关系是在继续不断的调节之中，平衡是相对的，而不平衡是绝对的，所以在阴阳俱虚的肾病中，阴与阳的虚衰程度也不可能是平均对称的。且阴阳互根，在立法上既应看到一方有所偏盛，又要照顾到互为影响。张介宾说过："善补阳者，必于阴中求阳，则阳得阴助而生化无穷；善补阴者，必于阳中求阴，则阴得阳升而泉源不竭。"他制出左归、右归二方可以裁取，以绾合阴阳而补其两虚。王旭高对左、右归方曾有精辟的方论，说"左归是育阴以涵阳，不是壮水以制火；右归是扶阳以配阴，不是益火以消水。与古方知柏八味、附桂八味，盖有间矣。虽壮水益火，所用相同，而绾照阴阳，尤为熨贴。"

3. 实型 《卫生宝鉴》八正散；《证治准绳》活命饮（旧名，现改为"消疮饮"）。

4. 气滞血瘀型 《和剂局方》木香流气饮；《医林改错》血府逐瘀汤。

五、用 药 方 面

尿结石的用药，按类别分述如下：

1. 渗湿利尿药 泽泻、赤苓、车前子、猪苓、金钱草、石韦、瞿麦、萹蓄、海金沙、猫须草、木通（此味有影响肾功能的副作用，在肾虚者勿用）。

2. 通淋滑窍药 冬葵子、榆白皮、滑石。

3. 降下排石药 牛膝、王不留行、砂牛。

4. 溶解结石药 鳖甲、牛角粉（每日9克，适量黄酒送下，多食醋）、核桃仁（每日120克，分二次嚼服）、乌梅均有酸化尿作用，对磷酸镁铵结石有溶解作用；青陈皮有碱化尿作用，广东（或江苏）金钱草每日30克，泡茶频饮，大麦秆每日30克，煎服，均有助益。

5. 防止结石复发药 柳树叶、大麦秆、玉米须（根、叶）、金钱草等，都有利尿作用，于结石治愈后，可选一二种，每日煎水代茶饮之。

6. 对孤立的鹿角状肾结石 双肾鹿角状结石或输尿管较大结石，有不同程度的梗阻者，加王不留行、川牛膝等药，酌加前述改善肾功能处方，严密观察。

7. 调气理滞药 青皮、陈皮、枳实、厚朴、香附、乌药、延胡索、郁金、琥珀、姜黄、佩兰叶、佛手柑、沉香、降香、木香。

8. 活血化瘀药 归尾、赤芍、川芎、桃仁、红花、血竭、苏木、乳香、没药、三棱、莪术、泽兰叶、瓦楞子、王不留行、穿山甲、五灵脂、生蒲黄。

9. 涤痰泻浊药 半夏、橘红、茯苓、白前、旋覆花、白芥子、薤白、晚蚕砂。

10. 消食除积药 莱菔子、焦山楂、焦神曲、焦麦芽、香稻芽、炒谷芽、草果仁（消瓜果积）、砂仁、鸡内金、枳椇子（消酒湿）。

11. 补气健脾药 黄芪、党参、白术、炙草。

12. 凉血止血药 生地黄、牡丹皮、白薇、旱莲草、紫草、玄参、茅根、大小蓟、侧柏叶、地榆、茜草根、藕节、艾叶。

13. 回阳祛寒药 附子、干姜、肉桂、蜀椒、小茴香、益智仁、巴戟肉、细辛、杜仲、续断、仙茅、仙灵脾、核桃肉、沙苑子、菟丝子。

14. 解除痉挛药 地龙、蜈蚣、甘松、槟榔。

15. 控制感染药 紫花地丁、金线重楼、鱼腥草、连翘、蒲公英、败酱草、苦参、黄芩、黄柏。

以上的选方用药，只可治疗一般性的结石，还要在临证时，兼顾到患者的体质、年龄、性别、职业、饮食习惯等。且尿结石虽系专病比较单纯，但其类型既有所不同，而一个类型之中，又不免夹杂着他证，在病程中更有发展和变化，必须掌握住不同情况，随时、随地、随人辨证施治，安排好先后缓急的施治次序，才能使病无遁情，有的放矢，达到治愈疾病的目的。

论心痛胸痹证治

一、心　痛

在我国古代丰富的医学遗产中，有着大量类似冠心病心绞痛及急性心肌梗塞的描述，如《灵枢·厥病篇》："真心痛，手足清至节，心痛甚，旦发夕死，夕发旦死。"指出了循环衰竭及预后的严重性。

心痛的原因：《素问·调经论》说："厥气上逆，寒气积于胸中而不泻，不泻则温气去，寒独留，则血凝泣（同涩），凝则脉不通，其脉盛大以涩，故中寒。"又说："血气者，喜温而恶寒，寒则泣不能流，温则消而去之。"《素问·举痛论》说："环周不休，寒气入经而稽迟，泣而不行，客于脉外则血少，客于脉中则气不通，故卒（同猝）然而痛……寒气客于脉外则脉寒，脉寒则缩踡，缩踡则脉绌急，绌急则外引小络，故卒然而痛，得炅则痛立止，因重中于寒，则痛久矣。"

总括以上《内经》诸说，指出了心绞痛的内外致病因素。内因是机体阳气素虚，卫阳力量不够，时有厥气上逆，寒气聚于清阳之府的胸中，久留而不去，导致胸阳亦微，是为寒气侵袭的外因，也有的先有寒气侵袭胸阳，都可使脉管缩踡而绌急。绌，屈也。绌急即拘挛，故心绞痛猝作。若频感外寒，则久痛不止。有的还会形成一系列瘀血症象。因血属阴，气属阳，阳气既微，再加上外边寒气内侵，血液凝涩，如雪住冷水中。

古人论述心绞痛的治疗方法时指出，心痛得炅（音桂，热气上冲貌），则痛止，并主张食辛热性的薤白（《灵枢·五味篇》）。凝血为阴性物质，因寒而形成，当得热即冰释。

二、胸　痹

胸痹，谓胸膺痹塞而痛。《灵枢·本脏篇》："肺大（大指"胀大"）则多饮，善病胸痹、喉痹、逆气"。肺主通调水道，大则多饮，肺居胸中，开窍于鼻，以司呼吸，大则善病胸痹、喉痹；肺主气，故病逆气。《金匮要略·胸痹心痛短气病脉证治》篇中之胸痹，类似心绞痛之证居多，兼及胃病等。现就有关心绞痛之部分加以论列。

胸为清阳之府，胸阳一有不振，则浊阴上干，作闷作痛而为病。巢元方《诸病源候论·胸痹候》："寒气客于五脏六腑，因虚而发，上冲胸间，则胸痹"。是说明内因胸阳先自衰微，外因寒气乘之，才成胸痹证。《金匮要略》说胸痹的脉，"阳微阴弦，即胸痹而痛，所以然者，责其极虚也。今阳虚，知在上焦。所以胸痹心痛者，以其阴弦故也。"又说："寸口脉沉而迟，关上小紧数"，阳微是寸口脉微，阳得阴脉，为阳不及，是上焦阳虚；阴弦是尺中脉弦，阴得阳脉，为阴太过，是下焦阴实。寸口脉沉迟者，是阳气衰微，关上小紧者，是阴寒结聚，都是标明胸痹的主脉，与主证是一致的。

胸痹证若有舌苔，则多为白苔坐底，上罩一层薄黄苔，且多滋润。因浊阴上干清阳之府而为病，苔应呈白色，若呈黄苔，一因邪踞阳位，不免表面阳化，二因阴浊逼胸中阳气上腾，也可使表面阳化，所以上罩薄黄滋润之苔，是即欲阳化而又无力祛逐阴邪以廓清阳位，此其所以为胸痹之苔。倘一见浮面敷黄，即被其迷惑，忽视底座的白苔，从阳邪论治，则差之毫厘，谬以千里了。

心阳式微之诊察　心阳式微在将萌未显的时候，于临床上体会到有两种比较简捷的诊法。一为在手背近腕处抚摸其皮肤，必较他处为凉，甚至在心阳衰微的前一二日即现此征兆，有小手掌大，渐次过腕则重而至于厥逆，过肘即为危候了。一为在鸡鸣时，约早晨三点钟以后，自觉不能安睡，烦躁起坐，喘息，冷汗，或胸中作痛，等到六点钟时，则渐就安顿，否则将可能更加危险。体会这两种病理机制，一因手背属阳，距心脏很远，所谓"四肢为诸阳之本"，故心阳式微，其征兆先见于手背阳位；一因夜半子时一阳生，到鸡鸣丑时（《素问·金匮真言论篇》："鸡鸣至平旦，天之阴，阴中之阳也。"）阳气渐复，阴气渐退，但心阳衰微之人，当阳气欲伸之时，阴气格拒之，使心络痹阻，血脉梗塞，则烦躁不得卧，或喘而息高，或冷汗出。此时，是阴阳剧斗，果能阳胜阴负，则烦躁渐宁，喘、汗渐止。倘阳不能胜阴，则烦躁愈甚，喘息抬肩，冷汗不止，将会更加危重。

三、心痛的治法

（一）回阳救逆

急性心肌梗塞猝心痛时，患者面色苍白，心悸气短，恶寒冷汗，四肢厥逆或疼痛，或下利清谷，甚则指端青紫，唇青面黑，舌质紫黯，大、小便不禁，脉微欲绝或见结代。用回阳救逆急救，张仲景四逆汤主之。

1. 四逆汤方 生附子12~24克，干姜4.5~9克，炙甘草6克。水十盅，先煮生附子三小时，至水三盅再入姜、草，煎成一盅，热服。仲景治心阳衰微，附子与干姜相配伍，率用生附不用熟附。

2. 四逆加人参汤 即四逆汤加人参。治心阳衰微，恶寒脉不出等，可以益气复脉。

（二）芳香开窍

心肌梗塞猝心痛证，在病理上中医即认为是气滞血瘀，经脉不通，不通则痛，是急证，须采用芳香开窍以通之的治法，有一定的疗效，《太平惠民和剂局方》苏合香丸主之。

1. 苏合香丸，各中药店备有成品，药味不录。

此丸取多种香窜之药以开寒闭，疗效迅速，止痛作用强，大能宣利气机，有开窍醒神之功，在服后之数分钟后，即能生效。唯不宜多服久服，恐其耗气、损血、灼津。

我院宽胸丸一号，对心绞痛发作，也有温通解痛的作用。

2. 宽胸丸方：荜拨900克，良姜、延胡索、檀香各450克，细辛150克，冰片30克。

制法：提取挥发油（荜拨、良姜、檀香、细辛）及浸膏装胶囊（挥发油与浸膏比例为1:1），十料可装一千六百个胶囊，每个0.3克，每日服三次，服用四周为一疗程。

本方由温中散寒、理气止痛、芳香开窍的药物所组成，对阳虚寒凝气滞，胸阳不振的疾患较适用。

（三）活血化瘀

冠心病临床所见的心绞痛、胸闷、心律失常、心肌梗塞、舌质紫黯，缘于心阳式微，或心气不足，而导致心脉痹阻，气滞血瘀，所谓不通则痛，是冠心病的共性。祖国医学多用活血化瘀法治之。王肯堂《证治准绳·杂病·心痛胃脘痛门》有死血作梗的心痛，用化死血方。

1. 化"死血"方 当归尾 15 克，川芎 9 克，丹皮 9 克，苏木 9 克，红花 9 克，延胡索 9 克，桂枝 9 克，桃仁 9 克，赤曲 9 克，降香 3 克，通草 3 克，大麦芽 6 克，穿山甲 9 克。水煎成，入童便、酒、韭汁，饮之。

本方化瘀为主，辅以通阳行气，用治冠心病瘀血严重者。

2. 变通血府逐瘀汤 当归尾 9 克，川芎 9 克，桂心 9 克，栝蒌 18 克，薤白 12 克，桔梗 6 克，枳壳 6 克，红花 9 克，桃仁 9 克，怀牛膝 18 克，柴胡 9 克。

气为血帅，气行则血行，方中既有化瘀的归、芎、桃、红，又有行气的枳、桔、柴胡，更益以宣痹的蒌、薤、桂心，使以引血下趋的牛膝，是行气活血治心肌梗死比较全面的一个方剂。

按王清任《医林改错》血府逐瘀汤，治瘀血胸痛有效。方为当归、川芎、生地、赤芍、红花、桃仁、桔梗、枳壳、柴胡、牛膝、甘草。他强调"血化下行不作劳"，颇有见地。唯若系胸阳不振所导致寒凝气滞的瘀血，则应去赤芍、生地、甘草，加桂心、薤白头、栝蒌治之，本方即本此意而变通。

又我院所制的冠心Ⅱ号方亦主之，它的主要作用为活血化瘀。

冠心Ⅱ号方：丹参 30 克，川芎 15 克，赤芍 15 克，红花 15 克，降香 15 克。为一日量，作成冲剂或流浸膏剂，分三次服。

四、胸痹的治法

胸痹亦属心绞痛范畴，在仲景《金匮》中有专篇，故从之而分谈治法。

宣痹通阳：胸痹证，胸闷兼有隐痛，是胸阳不振，因而导致痰浊壅塞胸部，仲景以宣痹通阳法治之。

1. 栝蒌薤白白酒汤： 栝蒌 1 枚（捣），薤白 24 克，白酒四盅。同煎取二盅，分温再服。

适应证：以喘息胸背痛为主。

2. 栝蒌薤白半夏汤： 栝蒌半枚，薤白 9 克，半夏 9 克，白酒四盅。同煎取一盅，温服。

适应证：以胸痛彻背不得卧为主。

3. 枳实薤白桂枝汤： 枳实 9 克，厚朴 12 克，薤白 12 克，桂枝 3 克，栝蒌 15 克。以水三盅，先煎枳实、厚朴，取二盅，去渣，入余药再煎成一盅，温服。

适应证：以"胁下逆抢心"为主。

4. 薏苡附子散： 薏苡仁、炮附子各等分，共为细末，每服 6 克，白开水送服。

适应证：以胸痹证或缓或急为主。

这里需要指出两点：即胸为清阳之府，心体阴而用阳，《素问·六节脏象论篇》谓为"阳中之太阳"。一有浊阴，则发生胸痹之证，必须采用阳药及通药以廓清阴邪，不可掺杂阴柔滋敛之品以助长阴邪，这是仲景的药法，观《伤寒论·太阳病上篇》胸满者（乃阴邪上犯之证），桂枝去芍药汤，桂枝去芍药加蜀漆牡蛎龙骨救逆汤，可证。尤怡谈："其去芍药者，盖欲甘辛急复心阳，而不须酸味更益其营气也。"得到了仲景用药的心法。在前面血府逐瘀汤拟议去芍药等阴柔药加温通药,就本着这个道理。这是第一点。仲景治胸中病不涉及心下者(胃的部位),不用甘草,观以上所举各方可知。在《金匮要略·妇人杂病篇》:"妇人咽中如有炙脔,半夏厚朴汤主之。"虽不是心痛胸痹证,亦系胸膈郁气凝涎而结聚于上焦者,故不用甘草,可以互证。至于《胸痹篇》中之人参汤,是治心下病上犯胸中者,前人谓此汤主中气虚寒而逆抢心,心中痞胸满者;又茯苓杏仁甘草汤,是治呼吸系病者,两方虽都有甘草,不能援以为例。这是第二点。

五、脉结代心动悸治法

(一) 益阴复脉

冠心病阳虚证固居多数,但也有一些患者,频发心绞痛、心律失常,脉结代,膻中动悸,是因真气内虚,心血不足,气阴两伤之故。须用纯甘壮水之剂,填补真阴,仲景炙甘草汤主之。

炙甘草汤方:炙甘草 12 克,生地黄 48 克,麦门冬 18 克,人参 6 克,阿胶 6 克,桂枝 9 克,生姜 9 克,火麻仁 6 克,大枣 10 枚(擘),以水四盅,黄酒三盅,先煎八味,取二盅,去渣,纳阿胶化开,分两次温服。

本方之品味、用量、煎法,均有它的特点。如用炙甘草通经脉,利血气(《名医别录》)为主,辅以大量生地黄、大枣(《神农本草经》补少气少津液),合胶、麦共生阴津,佐以参、桂、姜、酒以升提阳气,用麻仁为使以通之,俾阳得行于阴中,则脉自复。且取用阴药而大其量,用阳药不及阴药之半的措施,推测其理,认为是阴药非用重量,则仓卒间无能生血补血,但血本主静，不能自动，须凭借主动之阳药以推之挽之而激荡之，才能上入于心，催动血行，使结代之脉去，动悸之证止，假令阴阳之药等量使用，则濡润不足而燥烈有余。煮服法中以水、酒久煎，亦浓煎补剂取汁多气少，是与药味配伍用量多少一致的。

（二）补气生津

心脏病由于酷暑夺气伤津，或久病汗多，呈现气少神疲，脉微欲脱，甚至休克者。李东垣生脉散主之。

1. 生脉散方 麦门冬9克，人参（用西洋参）6克（另炖对服），五味子6克。水煎服。

方内麦冬能治热病伤津，据药理研究，有强心作用；西洋参用以益气生津，比人参尤胜；五味子敛汗之力较强，汗为心液，汗多则损心。三药合用，能益气敛汗养阴生津，使脉搏复振，所以叫"生脉散"。天津南开医院曾证实生脉液对失血性休克动物有升高血压和强心作用。

2. 生脉保元汤 生脉散加黄芪30克，炙甘草6克。水煎服。

李东垣谓：生脉散"夏月加黄芪甘草服之，令人气力涌出"。若用以治疗心脏病阴阳俱虚者，与久服通气活血伤及阴液体力微弱者，均切合病机。

又冠心病有在逢夏即重者，有如小儿疰夏症，多呈心部隐痛，渴而多汗，气短神疲，懒于动作，不思饮食，脉弦细芤迟。治宜益气养津，李东垣清暑益气汤主之。

3. 清暑益气汤方 人参1.5克，黄芪3克，炙甘草0.6克，白术1.5克，升麻3克，陈皮1.5克，当归1克，苍术3克，泽泻1.5克，炒神曲1.5克，麦冬1克，青皮0.7克，酒黄柏0.3克，五味子9粒，葛根0.3克。水煎服。

方内取补中益气汤去柴胡，加葛根合生脉散外加苍术、黄柏、泽泻、神曲而成。以之治冠心病因盛暑炎蒸，汗出不绝，而成为气津两虚之证者，用补中益气以扶阳，合生脉散以滋液，更辅祛暑湿之品，恰是针对性很强的一个良方。我曾遇一妇女，素患心悸脉结代证，一到夏季，则不耐暑热，心跳气短，胸部作痛，汗出体倦，不能工作。予以本方，数剂即诸证顿减。次年在入夏之始，即服本方预防，她的冠心病发作程度，较历年为轻。

冠心病治疗中一个值得注意的问题

今之冠心病属《金匮》胸痹范畴之内。然胸痹非此一病，还包括一部分消化系疾病在内。

冠心病之治疗，常用"活血化瘀"之法，认为是"血瘀"所致，但需深入分析。依中医理论，胸阳衰弱，浊阴干犯清阳之府，乃是该病之基本病机。心居阳位，属手少阴经脉，主血，血属阴，故心之体阴而用阳。胸为清阳之府，不容浊阴侵袭，罹斯病者多年高，年高之人新陈代谢迟缓，阳气衰微。胸阳衰弱，则津液不能蒸化，遂成痰浊；阳虚者，胃气亦不降，浊阴则上泛，皆停滞胸府而成胸痹。当胸阳衰微之时，血行则缓慢，瘀即随之而成，甚至造成阴血凝固。此殆胸痹形成血瘀之病理。在治法上活血化瘀，兼以宣痹行气，切合病机。因气为血帅，气行则血行，宣痹须行气，宣痹行气即可收化瘀之效。气属阳，血属阴，予阳药以行气，故仲景之栝蒌薤白白酒汤之方通阳、行气，薤白辛窜力强以通阳，栝蒌苦降，除胸中浊腻，白酒亦通阳，呕者加半夏。薏苡附子散是治心脏病之胸痹方。而胸痹篇中有厚朴、甘草之方，乃是治胃肠病而显胸痹证者，二者不应混淆。本院所用治冠心病的宽胸丸（荜拨、良姜、细辛、延胡索、檀香、冰片）并无直接"化瘀"之药，因其行气通阳而治病。若确有瘀血之征，即使要用活血化瘀药，也宜加入黄芪、薤白等行阳之品，其效方佳。选用活血化瘀药时，应注意选用阳药。川芎、芍药、丹皮虽都可活血，但川芎是阳药，芍药、丹皮则系阴药。故仲景有胸满者去白芍之戒，足见用药之精。

胸痹有瘀者，非三五剂药可见功，须较长时期服药方效。余曾治一胸痹血瘀患者服 103 剂治愈。（方：党参 12 克，栝蒌 24 克，薤白 12 克，桂枝 9 克，红花 9 克，川芎 6 克，郁金 9 克，延胡索 9 克，丹参 12 克，鸡血藤 30 克）。可用以治疗胸痹血瘀的方剂，如《证治准绳》的治心痛之化死血方（归尾、川芎、丹皮、苏木、红花、延胡索、桂心、桃仁、赤曲、降香、通草、麦芽、山甲），清代王清任的血府逐瘀汤等。血府逐瘀汤中桔梗与枳壳、牛膝配合极好，符合其"血化下行不作劳"之意，若去甘草、生地，加栝蒌、薤白则更佳。

论肺结核的证治

肺结核一病，在我国古代医药学的著作中已有很多的论述，不过限于历史条件，对本病的病原体和体内的病灶，不可能像现代医学那样了解得具体。但本着"有诸内必形诸外"的道理，以躯体在患病时所表现的形态来探索内脏的病理变化，在今天看来，实多有当于实际。古代医家以疾病的证候为依据，对现代医学所谓肺结核的专病记载，大多包括于一般"虚损"、"劳怯"的病症之内。其内容是很丰富的，但因篇幅所限，不能做过多的归纳与分析，仅就虚损门中之劳瘵症的原因、证候、治疗等，做下列的探讨和分析，以提供大家作为参考。

一、原　因

《华氏中藏经》有"劳瘵传尸"的记载，是以为病人死后尸虫传注他人，故有传尸之称。葛洪《肘后方》也曾有"尸注"、"鬼疰"的病名。崔知悌更说过：（骨蒸传尸）"无问少长，多染此疾，婴孺之流，传注更苦"。崔氏不但知道传尸病普遍传染，同时认识到小儿对本病的抵抗力非常弱，更容易传染。因此，严用和说："……劳瘵一证，为人之大患，凡受此病者，传变不一，积年疰易，甚至灭门，可胜叹哉！大抵合而言之，曰传尸；别而言之，曰骨蒸、殗殜、复连、尸疰、劳疰、蛊疰、毒疰、热疰、冷疰、食疰、鬼疰是也。夫疰者，注也，自上注下，病源无异，是之谓疰"。又曰："医经载五劳六极之证，非传尸骨蒸之比，多由不能卫生，始于过用，逆于阴阳，伤于荣卫，遂成五劳六极之病焉"。严用和对劳瘵病的认识，谓"病源无异"，指出病源是一个，在劳瘵病的原因上，比较明确而又肯定地提出这一观点，所以把五劳六极纷纭庞杂之病，划分在劳瘵之外，很直接地斩断了医说上的很多葛藤。

元·朱震亨《丹溪心法》说："劳瘵之症，非止一端，其始也，未有不因气体虚弱、劳伤心肾而得之，以心主血，肾主精，精竭血燥则劳生焉"。葛可久《十药神书》说：（劳症之由）"因人之壮年气血充聚精液完足之际，不能守养，惟务酒色，日夜耽欲，无有休息，以致耗散精液，则呕血吐痰，骨蒸烦热，肾虚，精竭形羸，颊红面白，口干咽燥，小便白浊，遗精盗汗，饮食难进，气力全无，斯因火乘金位，重则半年而毙，轻则一载而倾"。王纶《明医杂著》说："男子二十前后，色欲过度，损伤精血，必生阴虚火动之病，……此名劳瘵，最重难治"。李梴《医学入门》说："多因十五、六岁或二十前后，气血未定之时，酒色亏损精血而成，全属阴虚"。这都强调了房劳过度伤及肾阴，身体抵抗力因而降低，则劳虫容易侵袭，是致劳瘵的一种主要原因。

又李梴论劳瘵有："间有因外感久疟久嗽而成者，多属阳虚"。这在内伤招致劳瘵外，又指出有由外因诱起劳瘵的。于此可见古人对于劳瘵的发生，是内因、外因并重。

二、证　候

《诸病源候论·虚劳骨蒸候》说："旦起体凉，日晚即热，烦躁，寝不能安，食无味，小便赤黄，忽忽烦乱，细喘无力，腰疼，两足逆冷，手心常热"。

《外台秘要》节录苏游论说："大都男女传尸之候，心胸满闷，背膊烦疼，两目精明，四肢无力，……每至旦起，即精神尚好，欲似无病，从日午以后，即四体微热，面好颜色，喜见人过常怀愤怒。……行立脚弱，夜卧盗汗，……或多惊悸，有时气急，有时咳嗽。虽思想饮食而不能多食，……渐就沉羸，犹如水涸，不觉其死矣。"

虞抟《医学正传》论劳极说："嗜欲无节，起居不时，七情六欲之火，时动乎中，饮食劳倦之过，屡伤乎体，渐而至于真水枯竭，阴火上炎，而发蒸蒸之燥热，或寒热进退，似疟非疟，古方名曰蒸病，……大抵不过咳嗽发热，咯血吐痰，白浊白淫，遗精盗汗。或心神恍惚，梦与鬼交。妇人则月闭不通，日渐尪羸，渐成劳极之候。夫病此者，始多懈怠，姑息日久，直至发热不休，形体瘦甚，真元已脱，然后求医治疗，虽仓扁复生，莫能救其万一，良可叹哉！"

李梴《医学入门》论劳瘵说："潮热，咳嗽，或见血，或遗精，便浊，或泄泻，轻者六证间作，重者六证兼作。盖火蒸于上，则为咳血，为潮热，火动于下，则为精浊，为泄泻。若先见血，止血为先。其余流传变证虽多，亦必归重于一经。假如现有精浊，又加之胫酸腰背拘急，知其邪在肾也。现有咯血多汗，加之惊惕、口舌生疮，知其邪在心也。现有喘咳嗽血，加之皮枯鼻塞声沉，知其邪在肺也。现有梦遗，加之肋痛多怒颈核，知其邪在肝也。现有泄泻，加之腹痛痞块，饮食无味，四肢倦怠，知其邪在脾也。当随之其邪之所在调之。"

总观以上各家所描述的劳瘵证候，其同一的认识，是以午后潮热为重点。结核病若持续潮热，病势是进行的时期。

虞氏认为劳瘵患者，应当早期及时就治，若一息忽姑息，延至末期，则药不能为力。这一较正确的认识，在医家间应从事宣传，在病家应加以注意。

李氏论劳瘵按证分脏，就病体的形态表现，分经审证，作为遣方用药的根本，这是中医体系中之特色，也是中医的精密所在。审主证则为选主方主药做基础，察兼证则为选辅药引药作基础。中医学术是以治疗为主体的，一切审因辨证，都是为了治疗。证候能有纲有目，用药才有主有副，辨证然后施治，对此不精不密，则治疗不能有法有则，虞氏举出主证，系以兼证，由经溯脏，审表知里，见垣一方，症结可解。若只凭主证断定何经何络，一涉粗疏则差之毫厘，谬以千里。因为咳嗽、潮热等六种见症，不一定拘于常脏，必须审问兼证，循经辨络，加以归纳，才能得其主要，矩矱在手，"随其邪之所在而调之"可以左右逢源。

三、治　疗

因为古代医学虚损与劳瘵不分，而治法则遵《内经》"劳者温之"之旨，仲景撰用《素问》九卷，所出治劳症之方剂，主要取乎温补。医学是发展的，经过历代医家的临床实践与钻研，把虚劳的理论与治疗逐渐丰富起来，并逐渐把劳瘵从虚劳中分出。到元代末叶，朱震亨创造性地标"阳常有余，阴常不足"之说，倡用"甘寒养阴"，这是由理论到实践具有指导意义的承先启后之一发明。所以若就劳瘵的原因证候来采取治疗的措施，则甘寒疗法应居首要，其次在因时、因地、因人所在而消息之，在辨证施治的原则下，自能得心应手而取效。兹就历代及现时有效之方药，摘要简介于后，用备采择。

（一）劳瘵初期——轻型

初起甚轻，往往只有咳嗽，发热，胃纳不佳，周身发懒等。稍进则干咳无痰，痛引胸肋，潮热，食欲减退，肌体日见消瘦，甚则痰杂血丝，或咯血。治法：由阴伤阳浮，水涸金燥，喉痒而咳，宜用甘寒养肺，水旺气复而咳自已，宜用麦冬、天花粉、生地、杏仁、橘红、阿胶、桔梗。或由脾胃先虚，不能制水，水泛为痰，水冷金寒而咳，宜立效方（贝母、杏仁、款冬、桔梗、五味、葱白、瓜蒌仁、川椒，共为末，与猪肺同熬，取汁服）加羌活、陈皮、白术。由火烁肺金而咳，宜六味地黄丸（地黄、山药、山萸、丹皮、泽泻、茯苓）。而暴咳喘促，用《圣惠方》款冬花汤（款冬花、桑白皮、五味子、贝母、杏仁、知母、甘草）。肺中有寒热，用《千金翼方》竹叶饮子（百部草、炙甘草、竹叶、紫菀、紫苏、白前、生姜），均有效。

　　这里应该注意的是，初期肺痨咳嗽，要与外感咳嗽做严格的鉴别诊断，否则一涉误诊，用药有失，病反日深。张景岳辨似损非损，颇有助于吾人诊断与治疗。其言曰："凡似损非损之证，惟外感寒邪者乃有之。盖以外邪初感，不为解散，而误作内伤，或用清凉，或用消导，以致寒邪郁伏，久留不散，而为寒热往来，或为潮热咳嗽，其证则全似劳损。若用治损之法以治此证，则滋阴等剂，愈以留邪，热蒸既久，非损成损矣。余尝治愈数人，皆其证也，欲辨此者，但当详察表里，而审其致病之由。盖虚损之症，必有所因，而外感之邪，其来则骤。若或身有疼痛，而微汗则热退，无汗则复热，或见大声咳嗽，脉虽弦紧而不甚数，或兼和缓等证。则虽病至一两月，而邪有不解，病终不退者，本非劳损，毋误治也。若寒热往来不止者，宜一二三四五柴胡饮酌宜用之，或正柴胡饮亦可。若兼咳嗽者，柴陈煎。若脾肾气虚而兼咳嗽者，金水六君煎；或邪有未解而兼寒热者，仍加柴胡。"又曰："盖外感之咳，其来在肺，故必由肺以及脏，此肺为本而脏为标也；内伤之咳，先因伤脏，故必由脏以及肺，此脏为本而肺为标也。凡治内伤者，使不知治脏而单治肺，则真阴何由以复，阴不复则咳终不愈；治外感者，使不知治阳而妄治阴，则邪气何由以解，邪不解则咳终不宁。经曰：治病必求其本。何今人之不能察也"。

《沈氏尊生书》曰："劳病多吐血，吐血之原，未有不由五脏来者。咳嗽血出于肺，因悲忧所致也，宜二冬、二母、桔梗、黄芩。痰涎血出于脾，因思虑所致也，宜生地、石斛、葛根、丹皮、甘草、茯苓、陈皮、黄芪。吐血出于心，因惊恐所致也，宜丹参、山药、麦冬、茯神、当归、生地。吐血多块出于肝，因恚怒所致也，宜柴胡、芍药、山栀、丹皮、枣仁、生地、沉香。咯血出于肾，因房欲所致也，宜生地、丹皮、茯苓、远志、阿胶、知母、黄柏。呕血出于胃，中气失调，邪热在中所致也，宜犀角、地黄、丹皮、甘草、玄明粉。"

若选择方剂，咳嗽痰中带血，用《济生方》百花膏（百合、款冬花）。加减法：合二冬膏服之，其效尤彰；加鲜白荷花疗痰血、鼻衄有卓效。一般血症，用葛可久《十药神书》十灰散（大蓟、小蓟、荷花、侧柏叶、茅根、茜草、山栀、大黄、牡丹皮、棕榈皮，均烧灰存性、为末。用时捣白藕汁或萝葡汁磨京墨半碗，调服15克)，亦可用《直指方》黑散子（隔年莲蓬、血余、棕榈炭），治肺出血可加藕节、旱莲草、茜草根炭、白茅根，效良而妥善，能加童便冲服效也著。

潮热骨蒸，可选用罗谦甫秦艽鳖甲汤（秦艽、鳖甲、地骨皮、银柴胡、青蒿、知母、当归、乌梅）。兼五心烦热者，用朱丹溪清骨散（北柴胡、鲜地黄、干地黄、人参、防风、熟地黄、秦艽、薄荷、赤苓、胡黄连）。若选用药物，则地骨皮、丹皮（有汗忌用）、玄参、钗石斛、沙参、玉竹、山药、女贞子、穞豆衣、龟甲、鳖甲、牡蛎等。

盗汗可选用东垣生脉散（人参、麦冬、五味子），并可酌加杭白芍、浮小麦、煅龙骨、煅牡蛎、穞豆衣、糯稻根等。

失眠，用仲景酸枣仁汤（酸枣仁、知母、川芎、茯苓、甘草）。若选用药物，则夜交藤、合欢花、花龙齿、朱茯神等。

（二）劳瘵中期——重型

劳瘵长期不愈，则日晡发潮热，咳喘不已，或咯血时发，盗汗，失眠，厌食，因各症状的增进，消耗特甚，肌肉锐减。但亦有得病不久，即现此等症状者。

治疗劳瘵之咳嗽、咳血、潮热、盗汗等，平稳而有效的方剂为月华丸（天冬、麦冬、生地、山药、百部、川贝、茯苓、菊花、沙参、阿胶、三七、桑叶、獭肝），曾经临床验证。近人四川沈绍九治肺痨咳嗽咳血方（广三七、姜炭、白茅根、白芍、丹皮、旱莲草、川贝母、甜杏仁、紫菀、款冬花、白前根、麦冬、甘草、玉竹、百合、童便冲服）也有效验。

（三）劳瘵末期——极重型

劳瘵到了末期，脉细数而疾，皮肤有的甲错，大肉尽脱，喘急咳嗽，声音嘶哑，肺部透视有较大空洞，病至此已极为严重。

肌肤甲错，可用仲景大黄䗪虫丸（大黄、干地黄、黄芩、桃仁、杏仁、虻虫、蛴螬、白芍、甘草、干漆、水蛭、䗪虫）。有瘀血咳嗽者，可用葛可久太平丸（天冬、麦冬、知母、贝母、款冬花、杏仁、生地黄、熟地黄、当归、阿胶、蒲黄、京墨、桔梗、薄荷、麝香），此方可用于肌肤还没有到甲错地步，只舌上有一二紫点的征象，兼见咳嗽微喘，服之往往获效。

劳瘵到了衰弱时期或末期消耗过甚的时候，施以滋补，维护其抵抗力，是应当采用的办法。但我认为中医治疗八法的汗、吐、下、和、温、清、消、补中，惟补法最难掌握。王清任《医林改错》曾提出要分别"因弱致病，因病致弱"，"因病久致身弱，自当去病，病去而元气自复"。即使是虚，又不专在一腑一脏，若无目的性地漫投补剂，则如枝叶生虫，而不知投药杀虫，却去从根部施肥，结果是树长而虫更壮。楼英《医学纲目》有云：（虚劳）"其体虚者最易感于邪气，当先和解，微利微下之，从其缓而治之，次则调之。医者不知邪气加之于身而未除，便行补剂，邪气得补，遂入经络，致死不治。如此误者，何啻千万，良可悲哉！"虞抟《医学正传》更指出不问脏腑盲目地滥投补剂之流弊说："假如心脾二经虚损，当以茯苓补之，虚而无汗及小水短少者，服之有功；虚而小便数者，多服则令人目盲；虚而多汗者，久服损真气，夭人天年，以其味淡而利窍也。又如肺气弱及元阳虚者，当以黄芪补之，然肥白人及气虚而多汗者服之有功；若苍黑人肾气有余而未甚虚者，服之必满闷不安，以其性塞而闭气也。甘草为健脾补中及泻火除烦之良剂，然呕吐与中满及嗜酒之人，多服必敛膈不行，而呕满增剧，以其气味之甘缓也。川芎为补血行血、清利头目之圣药，然骨蒸多汗及气弱人久服则真气走散而阴愈虚甚，以其气味之辛散也。生地黄能生血脉，然胃气弱者服之恐损胃不食。熟

128

地黄补血养血，然痰火盛者，恐泥膈不行。人参为润肺健脾之药，若元气虚损者，不可缺也；然久嗽、劳嗽、咯血，郁火在肺者，服之必加嗽增喘不宁，以其气味之甘温滞气然也。白芍药为凉血益血之剂，若血虚腹痛者，岂可缺软；然形瘦气弱、禀赋素虚寒者，服之恐伐发生之气，以其气味之酸寒也。"我们看了古人这些告诫，知道蛮补固然是填塞壅滞，能增添疾病，而漫补也是不徒无益，而又害之。

上面在三期病型后面所举的各种方药，在辨证施治下，只要适应证候，都可应用，又非机械地拘限于某一期者。

中医虽不强调特效的方药，但专病亦有专药，不过在专药后面，更重要的必须辨证准确因寒因热、在表在里、是虚是实、适应阴阳、吻合症候、辅佐用药，所以演成多味药的复合剂。各种专病都是如此，劳瘵病也不例外，兹略举于下：

獭肝：中医既认为劳瘵系传尸虫所传染，在治疗上则亦考虑杀虫，很早晋·葛洪《肘后方》即用獭肝为杀劳瘵虫剂。

我昔年也曾用獭肝合剂月华丸（见前）治疗肺结核，效果良好。

关于獭肝剂，除《肘后方》中者及月华丸外，还有现代西安十三味治肺痨方加味：河车粉75克，白及粉75克，川贝60克，石斛30克，麦冬30克，百部21克，红花15克，獭肝21克，共为细末，鳖甲75克，鹅管石15克，牡蛎15克，海螵蛸15克，海浮石15克，煎成浓汁，吸入上药末内，再焙干。每日9克，早晚二次，饭后服。轻症连用两个月，重症用四至六个月。

百部草：本草有百部草治传尸、骨蒸痨热的记载。近来有人曾用百部丸（百部草晒干为末；雌鸡，未产蛋者）。配法：若活鸡1000克重，配以百部粉500克，将鸡杀死后，去内脏及头足，洗净，加以适量水，煮极烂，去骨，取鸡肉及汁混合百部草末，杵烂为小丸，晒干。每次9克，早饭前一小时服一次，晚间临睡时服一次，开水送下。服二十天为一疗程。治疗了五十二例肺结核患者，X线复查五十二例，病灶有好转的十六例，说明百部丸对肺结核有一定的作用。

治疗劳瘵的古方中使用百部草者甚多，如《千金翼方》泻肺散（百部草、紫菀、杏仁、茯苓、石斛、甘草、款冬花）；《千金翼方》竹叶饮子（方见前）；《外台秘要》治三十年咳方（百部饴糖）；《济生方》经效阿胶圆（阿胶、生地、山药、卷柏叶、大蓟根、五味子、鸡苏、茯苓、人参、百部、远志、防风、麦冬、柏子仁），治劳嗽并嗽血唾血；《十药神书》保和汤（知母、贝母、天冬、款冬花、天花粉、薏苡仁、杏仁、五味子、甘草、兜铃、紫菀、百合、桔梗、阿胶、当归、地黄、紫苏、薄荷、百部），治久嗽肺痿；《医学心悟》月华丸（方见前）；《沈氏尊生书》人中白丸（生地、熟地、白芍、白术、当归、阿胶、鳖甲、羚羊角、青蒿子、人中白、百部）治血虚热兼躁烦睡眠不安。

白及：白及有补肺作用，李东垣谓理肺伤有奇效，已为一般所赏用。近年江苏省中医院有用白及丸（白及150克，百部150克，牡蛎150克，穿山甲150克，用黄色砂子拌炒，以上四味，共为极细末，糯米汤和白蜜为丸、桐子大，病轻者每服3克，重者4.5克，日三次，空腹温开水送下），长期服用，治肺空洞直径三厘米大者，得以痊愈。

劳瘵方中使用白及者，如《证治要诀》白及枇杷丸（白及、枇杷叶、阿胶、藕节、生地），治咳嗽咳血、肺损阴虚；《笔花医镜》桔梗汤（白及、桔梗、荸荠子、川贝、甘草、橘红、薏苡、金银花），治肺损伤咯血；安血饮（白及、三七、藕汁、龙骨、牡蛎、白茅根、熟大黄），治肺血或胃肠出血；有的用补肺丸方（鱼鳔胶、阿胶珠、龟甲胶、象牙胶、鲜白及、川贝母、怀山药、白冰糖、白蜂蜜），治浸润性与空洞性肺结核及肺出血。

此外还有羊胆、白果、铁破石等，都有报道，可资参考。

有人谓柴胡一药，具推陈致新之作用，在治劳瘵的药队中，也可以算是治劳瘵的专药吧？若论柴胡剂，仲景小柴胡汤要算总方，它能通水津，散郁热，去胸胁之苦满，升清降浊，加减合法，对治劳瘵，诚能奏效。但我终觉柴胡在治劳瘵病，是有它一定范围的，若不辨证而广泛地施用柴胡于劳瘵，毕竟会有流弊的。楼英《医学纲目》曾有一段说："虚损复受邪热，皆宜用柴胡。"《衍义》云："柴胡《本经》并无一字治劳，今人方中治劳，鲜有不用者，误人甚多。常原病劳有一种真脏虚损，复受邪热，因虚而致劳。故曰劳者牢也，当斟酌之。如经验方治劳热，青蒿煎丸用柴胡正宜服之无不效。热去即须急已，若无邪热，得此愈甚，虽至死，人亦不怨。王海藏云：苟无实热，医取用之，不死何待？用之者宜审诸。"柴胡是治邪热，不是治劳瘵，这种认识是正确的。

劳瘵症多阴虚液少，忌用香燥劫阴之药，如半夏、橘红是。亦忌苦寒化燥之药，如知母、黄柏是。但这里应说明一下，凡审察复合方剂，不同于单味药物，应当从全面着眼。若在相互制约的适当配伍组织下，则常可不在禁忌之例，像仲景麦门冬汤中之半夏，东垣清暑益气汤中之黄柏皆是。他们用一味辛燥于大队甘寒药中，用一味苦寒于多数甘温药中，是取其起监制作用，相反适所以相成。

总之，中医治疗劳瘵病，于用药物外，还有针灸疗法、饮食疗法等，同时更强调调养锻炼增进体质，促进瘵病的恢复，我们相信，通过中西医结合研究治疗本病，必将进一步获得可喜成就。

流行性乙型脑炎的治疗及其后遗症的预防

流行性乙型脑炎的死亡率较高，后遗症比较多。近几年来，在党的领导下，用中西医结合治疗，死亡率已大大下降，后遗症也明显减少。

流行性乙型脑炎，中医辨证，属于温病范畴。因此，对于本病的治疗，亦应以温病治疗的规律为主而立方遣药。

今就清代叶香岩氏对温热病的治疗法则，将病邪侵入之阶段分做四层，为"卫、气、营、血"。现在把它的证状和治法分析如下：

卫——温邪在表　大抵见发热、头痛、项强、无汗、或有汗不透。或见呕吐、咳嗽。审知患者脉无大变化，或浮数，或浮濡，舌面或无苔，或现白腻薄苔，是病邪在体表的浅层卫分，这个阶段的治法，主要在解表，以祛邪离体，宜辛凉透邪法。初起注重辛散，佐以轻清辛凉轻剂，如吴鞠通的桑菊饮（桑叶7.5克，菊花3克，杏仁6克，连翘4.5克，薄荷2克，苦桔梗6克，甘草2克，芦根6克），樊开周的加味栀豉汤（焦栀衣9克，淡豆豉9克，桔梗3克，生枳壳3克，苏薄荷3克，枇杷叶9克，生甘草1.5克，葱白2根）。正当暑邪在表的时候，得此则可以汗解。治这种浅而在卫分的病，切忌犯里，不但苦寒泄热与甘寒养阴之药过早加入，有凉遏与恋邪的弊害，即入气、入营之品，若率意投入，亦能引邪入内，以致病势缠绵，给产生后遗症准备条件，正如防火，"曲突徙薪"，而在此时。若病证稍重，传变稍速，有大剂透发，仍不得汗的，则只有清其络热，宣其气机以治之，使伏邪尽透，表里洞彻，则汗自淋漓，或臭汗粘濡，邪从外解。宜选用辛凉重剂，如叶香岩荷杏石甘汤（苏薄荷3克，光杏仁9克，生石膏12克，知母9克，生甘草1.5克，北细辛1克，鲜竹叶30片）；赵晴初的葱豉白虎汤（生石膏12克，知母9克，北细辛1克，生甘草1.5克，淡豆豉9克，鲜葱白3枚、生粳米9克〈鲜荷叶包〉），都能辛以散邪，凉以泄热。

　　不过感受不一，病情复杂，同一暑温，而热重、湿重，迥然有别。以治热重之法治湿重者，则湿愈遏而热愈伏，势必形成痞满，形成呃逆，形成身热不扬，或肠鸣泄泻，甚则蒙蔽清窍，谵语神昏，自汗肢冷，或口噤不语，或手足拘挛；以治湿重之法治热重者，则辛燥济热，譬之拨火使扬，将延为燎原之势，形成灼热，形成消渴，形成热盛昏狂，或风动痉厥，甚则鼻煽、音哑，舌卷、囊缩，阴竭阳越、内闭外脱。这两种辨证一谬，则贻害无穷。能理解到这一些，则知后遗症之发生，决不是偶然的变故。

湿重于热之暑温，初起在卫，舌苔必白腻或白滑而厚、或白苔稍灰兼粘腻浮滑。脉息模糊不清，或沉细似伏。神多沉困嗜睡。证必凛凛恶寒，甚至足冷、胸膈痞满、渴不思饮、或竟不渴、头目胀痛昏沉，如裹如蒙、或肌肉烦疼、或午后寒热、小便短涩黄热、大便溏而不爽、甚或水泻。治法以轻开肺气为主，用石芾南的藿朴夏苓汤（杜藿香6克，姜川朴3克，姜半夏4.5克，赤茯苓9克，光杏仁9克，生苡仁12克，白蔻仁1.5克，猪苓4.5克，淡豆豉9克，建泽泻9克），《金匮》茵陈五苓散（茵陈18克，建泽泻12克，茯苓9克，猪苓9克，生白术1.5克，桂枝1.5克），体轻而味辛淡者治之，移热下行，以为出路，湿去气通，布津于外，自然汗解。这个阶段如能够适当地掌握，则事半功倍，可弭乱于初萌，预防一切后患。至于热重于湿的暑温，初起即多涉气分。

气——温邪在气 比在卫较深了一层，可是仍属在肌表。审知舌苔白燥中黄或纯黄、高热、汗出、烦渴、头痛、脉洪数等。这个阶段邪毒的发展虽较深较重，仍可提之出来，驱邪于外，但已比较复杂，应当因势利导，寻找它近便易出之路，才事半功倍，一般采用清凉法。若邪毒有向外趋势时，则辛凉开达，使热从表泄，宣气达卫，伏邪从气分而化，卫分而解。兼风的"透风热于外"，邵步青的热郁汤（苏薄荷2克，青连翘4.5克，瓜蒌皮4.5克，焦栀子9克，广郁金9克，青子芩9克，生甘草1.5克，苦桔梗3克，鲜竹叶30片，青蒿露30克〈冲〉），灵而且稳。夹湿的"渗湿热于下"（此是湿还未与热相结之症），叶香岩的五叶芦根汤（鲜藿香叶3克，鲜薄荷叶3克，鲜佩兰叶3克，鲜荷叶3克，先用鲜枇杷叶30克，鲜活水芦根30克，鲜冬瓜60克，煎汤代水、煮药），亦轻灵有效。若风、湿不与暑热相结合，或从汗或从痦而外解，则伏热势孤，自易肃清。若热重于湿而结在里者，多由中蒸上，这时气分的邪热，虽郁遏灼津，还未郁结于血分，其舌苔必黄腻，舌之尖边红紫、欠津，或底白罩黄、混浊不清，或纯黄少白，或黄色燥刺，伏邪重者，苔亦厚而满，板贴不松。脉息数滞不调，证必神烦，口渴而渴不引饮，甚则耳聋、干呕、口气秽浊，胸腹热满，按之烙手，甚或按之觉痛。宜用枳实、栀、豉合小陷胸汤（栝蒌、黄连、半夏），加连翘、茵陈之清芬，青子芩、姜水炒木通之苦辛，内通外达，表里两彻，使伏邪从汗利而双解。若热毒内结，在里较重时，则需要苦寒直降，叶香岩所谓"苦寒直清里热"便是。轻剂如《伤寒论》黄芩汤（黄芩、芍药、甘草、大枣），重剂如《证治准绳》三黄石膏汤（黄连、黄芩、黄柏、栀子、生石膏、知母、玄参、甘草），审查病的浅深轻重，对证选用。这时切不可囿阈于温病容易伤阴之说，舍苦寒不用而早投甘寒；或辨证不细不清，漫投甘寒平和之品以塞责，则必致贻误病机，转化转深。这是因为邪结气分不能遽解之证，最宜于苦寒通降，切忌甘寒滋腻。在治法上，苦寒为清，甘寒为滋，如鲜地黄、鲜石斛、玄参、天花粉、麦冬、天冬、玉竹、沙参等都是清滋之品，若误认为清泄药，则下咽之后，那稠膏粘液，受大热煎熬，结于脘腹必致演成闭厥，或痉或狂，甚而至于内闭外脱，险证蜂起，纵教勉强治愈，而后遗症恐不免，是不可不注意的。

又在气分，如遇湿多而热不重者，石膏、知母滋润大寒之品亦忌漫投（大量石膏尤不宜用）。因膏、母能凉遏湿邪，过服则致邪热冰伏不动，高热反而不降，甚至大便滑泻。因这种误药而造成的后遗症，临床上所见不少，可选用三仁汤之类以治这湿多热少之症，使湿宣则热退。又在这个气分的阶段，若还没有呈现脑症状如抽搐瘛疭等，切不可早投犀、羚、脑、麝香窜之品，如安宫丸、至宝丹之类，用之反致引邪深入，病势加重，造成种种后遗症。

营——温邪入营 比在气分又较深一层，病势亦较严重。高热自汗，烦躁不寐，或多睡，夜多谵语，神识时清时昏，或手足抽搐。舌绛而干，或现黄黑舌，但底必绛。脉象细数或弦数，甚则肢厥脉陷。是邪热内舍于营分，盘踞络中，其血必郁而热，故舌绛；其气机亦钝而不灵，故神昏谵语。乍入营分之时，神烦，少寐，脉数，舌红，犹可透营泄热，仍转气分而解，吴坤安犀地桑丹汤（犀角2.4克，鲜地黄24克，桑叶9克，丹皮6克，栀子9克，连翘9克，紫草9克，知母9克，子芩4.5克，青蒿4.5克，玄参6克，菊花9克。先用活水芦根、鲜茅根各60克，嫩桑枝30克，鲜竹叶50片，煎汤代水煮药）可用。夹秽者，透营辟秽，石苇南加味翘荷汤（连翘、薄荷、炒牛蒡子、桔梗、焦栀皮、紫草各4.5克，绿豆衣6克，蝉蜕10只，芦茎30克，甘草1.5克）磨冲紫金锭，最验。即伏暑晚发，一起即舌绛咽干，甚有脉伏肢冷之假象，亦不外此方加减。次予周氏五味消毒饮（金银花9克，野小菊、地丁、蒲公英、天葵子各6克，加紫金锭1片）清解余秽，使毒与秽从斑疹而解，或从战汗而解。间有邪盛正虚不能一战而解者，法宜益胃透邪，七味葱白汤

（防风、生姜皮各3克，苏叶嫩枝、秦艽各4.5克，络石藤、豆豉各9克，鲜葱白4根，嫩桑枝30克）加西洋参、鲜茅根，服后停一二日再战汗而解。但汗后肺气虚，患者虽蜷卧不语，肢冷一昼夜，却不是脱症，待气返自温暖如常，这点也不可不知。总之，治入营之邪，应挽之转出气分，由深处提到浅的一层，则有驱邪外出之路。否则伏邪愈转愈深，陷入血分，不但多发生后遗症，甚至危及生命。

血——温邪入血 为邪入至深，病势极为严重。目赤唇焦，狂躁不安，或神昏不语，或肢厥，或鼻衄，或发斑疹，或手足抽搐，角弓反张。舌质必深绛而干，或见黑褐色。脉细数或沉伏等。这个阶段邪毒已经入血，很难荡涤透解，惟有直接凉血散血，透窍透络。凡邪热内陷，里热壅闭，堵其神气出入之窍，而神智昏迷者，不论蒙蔽、痉厥，治法首推何廉臣瓜霜紫雪（犀角、羚羊角、青木香、上沉香、朱砂各15克，寒水石、生石膏、灵磁石、滑石各15克，玄参、升麻各48克，生甘草24克，公丁香6克，麝香3.6克，西瓜霜240克，冰片9克。制法照《局方》紫雪）；又何氏犀珀至宝丹（羚羊角、犀角、朱砂、玳瑁、藏红花各15克，郁金、血珀、连翘心、菖蒲、血竭、丹皮各9克，山甲、桂枝各6克，蟾酥1.5克，麝香3克。共为细末，猪心血为丸，金箔为衣，每丸重1.5克。大人服一丸，小儿半丸，婴儿四分之一丸）为首选，吴鞠通安宫牛黄丸次之，局方紫雪又次之，而以局方来复丹为后备。但仍应分别轻重以定方，如热初蒸心经，心烦多言，间有糊涂语，其邪虽陷，尚浅而轻，只须丹溪清心汤去硝黄（甘草5克，连翘、栀子、黄芩、黄连、薄荷、竹叶各2克，加蜜1匙冲）以泄卫透营即可。迫陷入心包，妄言妄见，疑神疑鬼，其邪陷渐深而重，先以茶竹灯心汤（细茶叶1.5克，卷心竹叶30片，灯心2小束）调下万氏牛黄丸，每多奏效。若服后犹不清醒，反昏厥不语，全不省人事者，则邪热直陷心包，极深而重，急用安宫牛黄丸，甚或瓜霜紫雪，调入石苇南犀地汤（犀角3克，鲜地黄30克，连翘、郁金各9克，金银花6克，鲜梨汁、竹沥各1匙，姜汁2滴，鲜菖蒲叶4.5克。先用活水芦根6克，灯心3克，煎汤代水煮药），以开透之，还可十全一二。以上各阶段的治疗方法，系参考何廉臣氏《重订广温热论》，施之临床，均信而有验，可资推广。

更有一种酷烈温邪，一发则兼犯营卫，表里俱病，气血两燔，临床证状表现为高热，呕吐，昏迷谵语，或狂躁不安，抽搐不止，口噤直视，或热甚发斑，或衄，口渴或不渴，舌绛或干，或黄或黑，脉洪数或弦数，或模糊不清等。治宜清热解毒法，如余师愚清瘟败毒饮，配安宫牛黄丸、抱龙丸等，可以济急。

总之，暑温之因于脑炎，宜于早期发现，早期治疗。温邪在卫，则解决最为省力而且容易，在气则比较复杂，若过卫气而转入营分，则更棘手难医，入血则已濒于危亡。当病邪已入营入血之际，则幸而治愈，而后遗症多难幸免。病势使然，所以贵乎早期发现、早期治疗，勿失其机。

乙型脑炎是一种剧烈性传染病，病情万变，症状多端，并不是一方一药所能应付、所能解决的。从事于治疗脑炎工作者，应博采深研，掌握到多种理法方药，以适应临床之复杂病情与错综证候，才能控制脑炎，并消减脑炎后遗症。

传染性肝炎证治

一、祖国医学对急性肝炎的认识

急性黄疸型传染性肝炎，似属于中医温热病范畴中的黄疸病，古人有所谓"瘟黄"者，当属此类病。如：清代沈金鳌云："有天行疫疠，以致发黄者，俗谓之瘟黄"。在他以前，明代吴又可曾云："疫邪传里，遗热下焦，小便不利，邪无输泄，经气郁滞，其传为疸，身目如金者"。唐代孙思邈云："凡遇时行热病，必多内瘀著黄"。最早见于文献的，更有后汉张仲景所著的《伤寒杂病论》，于黄疸一症，他根据《内经》"湿热相薄，民病黄疸"的话，把湿热性黄染列入传染性病"伤寒"的范围以内。这足以证明我国在两千多年以前对传染性肝炎已有所认识，而后人更逐步有所发展。

仲景《伤寒论》云："阳明病，发热汗出，此为热越，不能发黄也。但头汗出，身无汗，剂颈而还，小便不利，渴引水浆者，此为瘀热在里，身必发黄，茵陈蒿汤主之"。在《金匮》中他把黄疸区分为五，分别施治，内中除谷疸有似乎急性黄疸外，余则多属于非传染性者，兹不备述。巢元方《诸病源候论》在急黄候指出："脾胃有热，谷气郁蒸，因为热毒所加，故卒然发黄"。又于内黄候云："热毒气在脾胃，与谷气相搏，热蒸在内，不得宣散，先心腹胀满气急，然后身面悉黄"。朱彦修云："疸不用分其五，同是湿热，如盦曲相似"。蒋玉式云："黄疸……病以湿得之，有阴有阳，在脏，在腑。阳黄之作，湿从火化，瘀热在里，胆热液泄，与胃之浊气共并，上不得越，下不得泄，熏蒸遏郁，浸入肺则身目均黄，流入膀胱，则溺色为之赤，黄如橘子色。阳黄主治在胃。阴黄之作，湿从寒化，脾阳不能化热，胆液为湿所阻，浸润肌肉，逆于皮肤，身如熏黄，阴黄主治在脾"。以上各家把黄疸的致病原因及发病机制都说得很明确，且更划分为两类，即一为湿热郁蒸之阳黄，一为寒湿阻滞之阴黄。传染性肝炎之黄疸，多属于湿热性者，因其初起多发热或间有恶寒；也有发黄夹食者，因发黄病多消化系统病状，容易发生伤食症，即所谓谷疸者。对于作为瘟黄的传染性肝炎，在仲景即已认准茵陈蒿是医治它的专药，偏热者取栀子（黄疸初期，邪仍在表，可发汗而愈者，不在此例），晚期病深者取矾石。可是在临床之际，更要明辨病人体质的强弱如何，切问病人的饮食起居如何，慎思病人的情志哀乐如何？以及气候的寒暖，地域的高卑，男女老少的差别等等，结合着脉诊，无一不归纳在病情以内，用作组织方剂的参考而配以适当的药物治疗。

二、祖国医学治疗急性肝炎的方剂

在具体治疗传染性肝炎时，应本着病程中的先后、缓急、轻重的次序，选择出适应的方剂，以备临床应用，庶几能够泛应而曲当，不至于有误病机。兹根据前人的论纂，分别探讨如下：

有表证者 邵仙根曰："太阳失于发表，外无汗出，而内则小便不利，热入于里而不外越，谓之瘀热，热蒸发黄，此瘀热而未实之症也。因其有表里症，故以麻黄杏仁生姜之发汗散表，赤小豆梓白皮连翘之苦寒清热而利水也。盖发黄热瘀而未实，均以发汗清利双解表里为治"。这一仲景古方，在后人多师之用以治初期瘟黄，表证仍在，以之发汗，能取捷效，为早期治疗之良方。若体温较高，叶天士甘露消毒丹有效。

有湿热并重之实证 邵仙根有云："阳明湿热发黄之症，但头汗而身无汗，郁热上熏，而邪不外达也，小便不利，其热又不得下泄，而又渴欲饮水，则热之蓄于内者方炽，而湿之引于外者无已，湿与热合，瘀郁不解，未能表达里通，势必蒸发而为黄矣。用茵陈蒿汤苦寒涌泄，使内瘀之湿热下趋，则黄从便出而下解也。此条《伤寒论》原文有腹满一症，因邪不得外泄下通，郁热为黄，邪深入里而腹满，为阳明热实之症，故方中用大黄清湿而下里实也"。这一仲景古方，后人师之用以治湿热并重之瘟黄而兼有消化系统症状者，为很有效之方剂。此为阳明发黄，湿多热盛成实，二便俱秘之正治法。

有湿热郁蒸而未成实证者 吴坤安曰："太阴病，小便不利，湿土为热所蒸而发黄者，茵陈五苓散主之，使黄从小便而解"。邵仙根曰："太阴湿伏，不从小便而下泄，遏于内而蒸热为黄，此太阴湿热症也，用五苓散宣化膀胱之气而利小便，加茵陈以清渗湿热也。盖太阴湿郁，蒸热为黄，热而未实，当宣其气化，使邪从小便而解"。这一仲景古方，对瘟黄之属于阴黄而不甚重，面色稍形晦黯者有效。此方为太阴发黄湿多而小便不利之正治法。

吴又可《瘟疫论》中曾把使用茵陈蒿汤与茵陈五苓散治疗瘟黄适应证之分野，划分得很严格。他认为湿热盛之阳黄身目如金者，用茵陈蒿汤，若用茵陈五苓散，不但不能退热，即小便亦难利。我们在临床上，应当加以细心的观察和体会，以寻求古人使用方剂的规律。

有热盛于湿者　何廉臣曰："其病多发于阳明胃肠，热结在里，由中蒸上。此时气分邪热，郁遏灼津，尚未郁结血分。其舌苔必黄腻，舌之边尖红紫欠津，或底白罩黄，混浊不清，或纯黄少白，或黄色燥刺，或苔白底绛，或黄中带黑、浮滑粘腻，或白苔渐黄而灰黑。伏邪重者，苔亦厚而且满，板贴不松……症必神烦口渴，渴不引饮……胸腹热满，按之灼手……湿热郁遏肌肉，发为阳黄，黄而鲜明，如橘皮色，宜苦辛佐淡渗，茵陈五苓散加栀柏伐木丸，以通泄之"。

有湿重于热者　何廉臣曰："其病多发于太阴肺脾，其舌苔必白腻，或白滑而厚，或白苔带灰，兼粘腻浮滑，或白带黑点而粘腻，或兼黑纹而粘腻，甚或舌苔满布，厚如积粉，板贴不松。脉息模糊不清，或沉细似伏，断续不匀。神多沉困嗜睡，症必凛凛恶寒。甚而足冷，头目胀痛昏重，如裹如蒙；身痛不能屈伸，身重不能转侧，肢节肌肉疼而且烦，腿足痛而且酸；胸膈痞满，渴不引饮，或竟不渴；午后寒热，状若阴虚；小便短涩黄热，大便溏而不爽，甚或水泻。……其有湿遏热伏，走入肌肉，发为阴黄，黄而昏暗，如薰黄色，而无烦渴热象；或渐次化热，舌苔黄滑，口干而不多饮。其未化火者，宜苦辛淡温法，如茵陈胃苓汤、茵陈五苓散，加除疸丸（硫黄三两，净青矾一两。共为末，水泛为丸，姜半夏粉一两为衣。每服一钱或钱半，一日两次）之类；已化火者，宜苦辛淡清法，如清热渗湿汤（焦川柏、制苍术、川连、泽泻、白术、淡竹叶、甘草梢、赤苓)、黄连温胆汤、藿香左金汤（杜藿香，吴茱萸、川连、广皮、姜半夏、炒枳实、炒车前、赤苓、六一散、细木通、泽泻、猪苓、淡竹茹、鲜枇杷叶)，重加茵陈及栀柏绛矾丸（皂矾五钱面裹烧红，杜苍术五钱，真川朴八钱，广陈皮六钱，炒焦甘草三钱为末，煮小枣去核，杵为小丸，姜半夏粉一两为衣。每服钱半或二钱，一日两次，淡姜汤送下。外加栀、柏各三钱，同制，即此方)之类。若误以脘痞等症为食滞，而消之、下之，则脾阳下陷，湿浊内渍，转成洞泄、胀满诸病矣"。

有属于寒湿者　吴坤安曰："发黄汗出身冷，脉沉迟，小便不利（阳气不化，故小便不利)，口不渴者，阴黄症也，五苓散加干姜茵陈。二便俱利者，理中汤加茵陈"。这些方剂，对瘟黄传染性肝炎之正气素虚体力衰弱现虚寒证象者为宜。但临床上这种症状在急性肝炎不多见。

又有一种因药误而致之阴黄症。吴坤安曰："医用寒凉太过，往往有阴黄之症。脉沉迟，肢体冷而发黄者，宜理中汤加茵陈主之。小水不利，理中加二苓官桂，呕者理中合二陈生姜"。这里吴氏对黄疸在法外立法，方外求方，所谓超以象外，得其圜中。治急性肝炎，医生往往执定是急性热病，不审虚实，概投寒凉，一或有过，伤及中阳，不能化湿，则证随药变，转化为阴黄。于此则取理中加味，以温阳泄湿为治。若中阳虚弱特甚，不能宣化水湿，致小便不利，则加苓桂以利水；呕者是胃阳虚致寒痰积滞，合二陈生姜以和胃化痰。仲景曾云："知犯何逆，随证治之"。这种不拘成格，恰在彀中的方药，即所谓三因（因时、因地、因人）论治，是辩证的。

有黄疸不重，肝脾大者，宜用化坚丸（丹皮、桃仁、杏仁、橘红、桂枝、甘草）软坚，甚者用鳖甲煎丸，佐茵陈五苓散退黄。

总之，用方药之法，应以苦辛寒治湿热，以苦辛温治寒湿，概以淡渗佐之，甘酸腻浊，在所不取。

以上所举前人所说之症状及治法，多根据于何廉臣《重订广温热论》与《感证宝筏》，主要在"唯病唯药"（如茵陈、皂矾）后更"辨证施治"，又照顾到疾病过程中之次序先后、缓急、轻重的不同。在邪盛时，则以祛邪为主，祛邪于体外，所取之路，就其近便之处，因势而利导之，邪在表未实则汗之；在里已实，则下之；湿热交缠，则从小便而利之；湿重者则取燥多于清法；热重者则取清多于燥法。若邪尚未衰，正气渐虚，则祛邪兼以扶正，方药采取祛湿而兼温脾补气。至体气虚甚之时，抗病之力已微，则虽有邪，先宜扶正，故只取理中等方，仅益以茵陈祛湿。简括言之，初期邪盛而正不虚，祛邪即所以扶正，中期邪正交争，邪尚盛而正将不支，则祛邪兼以扶正，末期正衰不能敌邪，则扶正即所以祛邪。至于救逆，亦宜本之于这些普遍规律。但也有的寒热夹杂、阴阳错综、虚实混淆之非单纯症象者，则方药亦宜错综变化，随机制宜。

中医治疗急性黄疸型传染性肝炎 93 例简述。

中医研究院内科研究所传染病组于 1957 年春在北京 252 医院治疗北京部队中之传染性肝炎，前后 3 个多月，共接受了患者 103 人，诊断确实，治疗 2 周以上有95 例。

治疗方法，按四个类型分治：

1. 黄疸显著（包括发热），偏于阳实者，用茵陈蒿汤、栀子柏皮汤等；偏于湿重性者，用茵陈五苓散、胃苓汤等；若伴有高热症状，用甘露消毒丹、桑菊饮、银翘散、安宫牛黄丸、局方至宝丹等。

2. 肠胃症状显著，以渗湿益胃健脾为主，用八正散、胃苓汤、温胆汤等。偏于阳实的，加黄连、木通、车前子、黄芩等；偏于阴寒者，加白术、砂仁、肉桂等。

3. 肝脾大的，用化坚丸、青蒿鳖甲汤、鳖甲煎丸、柴胡桂枝汤、龙胆泻肝汤等，另加牡蛎、水红花子、厚朴、枳实、砂仁、香附、丹皮、桃仁、青皮、木香等。

4. 肝功能不好，无明显症状的，根据化验，用化坚丸、温胆汤，加健脾胃药。

治疗效果：①痊愈30例，指自觉症状消失，肝脾大等体征和肝功能恢复正常者。②基本痊愈34例，指症状基本消失，肝脾缩小仅可触及而无压痛、叩痛，肝功能基本正常。③进步29例，指症状或体征部分消失，肝脾大仍超过1厘米以上，肝功能有进步，而未完全恢复正常者。除2例治疗无变化外，有效率为97.8%。

麻风文献述评

古代关于麻风的文献很多，兹就其原委，约略言之。

最早的一部医书《黄帝内经》里，就有麻风病因的论说。《素问·风论》："风气与太阳俱入，行诸脉俞，散于分肉之间，与卫气相干，其道不利，故使肌肉愤膜而有疡，卫气有所凝而不行，故其肉有不仁也"。这说明麻风患者皮肤发生结节痈疡及麻木不知痛痒的原因。又"疠者，有荣气热胕，其气不清，故使其鼻柱坏而色败，皮肤疡溃，风寒客于脉而不去，名曰疠风"。这说明晚期疣型麻风鼻塌色败的原因。古人在两千年以前，不但已认识了麻风，并且更创造出针灸的具体治法，及饮食上的禁忌。如《素问·长刺节论》："病大风，骨节重，须眉堕，名曰大风。刺其肌肉为故，汗出百日，刺骨髓，汗出百日，凡二百日，须眉生而止针"。《灵枢·四时气篇》："疠风者，素刺其肿上，已刺，以锐针针其处，按出其恶气，肿尽乃止。常食方食，无食它食"。在针灸治疗麻风病的同时而且还可能更早就已有用药物治疗麻风病的发明。如《山海经·西山经》："英山有鸟焉……其名曰肥遗，食之已疠"。《神农本草经》："黄耆，主……大风，癞疾……"，"枳实，……主大风在皮肤中，如麻豆苦痒"，"梅实，主恶疾"。两千年以前，就这么具体地明确地指出了主治麻风的多种药物，不能不说是我们祖先在劳动中运用人民智慧于医治疾病方面的伟大而光辉的成就。张仲景《金匮要略》："邪在于络，皮肤不仁；邪在于经，即重不胜"，侯氏黑散"治大风"。这是东汉末年，仲景继承了《内经》的理论与《神农本草经》的药物，并且由简单的药物上升到复杂的方剂以治疗麻风，可以看出我国的医药发生和发展的程序。《肘后备急方》癞疾："初觉皮肤不仁，或淫淫苦痒如虫行，或眼前物如垂丝，或瘾疹赤黑，此即急疗"。葛洪在说明麻风病因描述麻风初起症状以外，还提出治疗白癞等各种方剂。《抱朴子》中更有治癞疾的医案。这视晋以前的时代，在麻风学上更大大地推进了一步。《诸病源候论·诸癞候》:"凡癫病，皆是恶风及犯触忌害得之，……久而不治，令人顽痹，或汗不流泄，手足酸疼，针灸不痛。或在面目，习习奕奕；或在胸颈，状如虫行，身体遍痒，搔之生疮；或身面肿痛彻骨髓；或顽如钱大，状如蚝毒；或如梳，或如手，锥刺不痛，或青赤黄黑，犹如腐木之形。或痛无常处，流移非一；或如酸枣；或如悬铃；或似缚绳拘急，难以俯仰，手足不能摆动；眼目流肿，内外生疮，……面无颜色，恍惚多忘……眉睫坠落，……鼻柱崩倒，或鼻生息肉，孔气不通，……语声变散，……耳鸣啾啾，或如雷鼓之音；……肢节脱落；……顽痹不觉痛痒；或如针锥所刺，……犹若外有虫行，……彻外从头面即起为疱肉，如桃核小枣。……令人多疮，犹若癣疥；或如鱼鳞，或痒或痛，黄水流出"。又有《鸟癞候》、《白癞候》。"风湿生虫"，巢氏认为是癞疾的病源。他对病源病理及证状，论述綦详，若以今日之麻风病理的分类绳之，当然会有其它疾病羼杂在内，但在公元610年的古代社会里，对麻风病已有这样的详细记载，是很值得注意的资料，后来医家论麻风的，大多数都宗巢氏所说。《千金要方·恶疾大风第五》及《千金翼方·耆婆治恶疾第三》论麻风病都很详细，并有许多治疗方剂，更嘱咐终身戒房事，是此时代关于麻风病最完备的文献。王焘《外台秘要》，是承袭巢元方及孙思邈而论述麻风的。唐·释道宣《续高僧传》:"收养厉疾，男女别坊，四时供承，务令周给"。这在唐时约六世纪末，我国便有"厉人坊"之设，相当于综合性之麻风病院，集体收容病人，这是历史上最先创立的麻风隔离病院。陈言《三因极一病证方论》:"疠风者，即方论中所谓大风、恶疾、癞是也。虽名曰风，未必皆因风，大率是嗜欲劳动气血，热发，汗泄，不避邪风冷湿，使淫气与卫气相干……然亦有传染者，又非自致，此则不谨之故"。说明宋代注意到麻风是传染病，并载明于文献，从医学史及疾病史上看都很有意义。金元时代，刘完素、张从正、张洁古、罗天益、朱震亨，都曾论治过麻风，而朱所提出的"病在上者用醉仙散"，一九五六年辽宁省松树麻风病院据以施治，颇获良效，足证明古人的临床经验的丰富，确有疗效。又朱著《本草衍义补遗》首先倡用大枫子治疗麻风，并提出它有"害目"的副作用，经现代科学验证适相符合，更是可宝贵的。明·沈之问《解围元薮》四卷，专论麻风并及治法，是麻风有专书的起始。其自序云："风乃大病之元，患者为害弥剧。余祖氏怡梅公素好医，宦游闽洛燕冀，得山林逸士海内高人之秘奥典，施治获愈甚多。……又博而备之，活人益众。三传至于余，广求寰宇……沉潜究论，每遇知风者，即礼币款迎，研搜讨论，……苟得一言善法，即珍而笔之，随记随证若干方，旁搜考试验而奇异者始录焉，……发无不中。余得之甚艰，恐久湮没，编为章帙，名曰《解围元薮》。以风疠正论著于首，诸风变论瘰痹论赘其次，药品方法条贯而列之后，凡学风疠者，得是书可了然矣"。沈氏本着三世治病所得到的经验，更加以旁搜博采，发展成为麻风专书。虽然在分类方面，名目繁多，稍涉纷乱，但却是麻风的较好的文献，为不易多得之书。此外，有明一代，关于麻风的著作尚多，如：《医学入门》，强调麻风是传染病；《本草纲目》，详细地论列了大枫子治疗麻风病的效能；《景岳全书》，开始标出大麻风的名称；《疠疡机要》，详于麻风的变证类证；

《证治准绳》、《医门法律》，对麻风均有所论列。清初陈士铎《石室秘录》，创制麻风的和平方剂。清中叶官修的《医宗金鉴》，所选录治疗大麻风的内服九个方剂，在一九五六年经辽宁省松树麻风病院全部采用，曾收到良好效果。肖晓亭《风门全书》上下卷，论述方治更详于前代，断制也比较谨严，这是继《解围元薮》之后的第二部麻风专书。顾世澄《疡医大全》博采治疗麻风之方。十九世纪末，侯敬庵、郑凤山有《麻风辨证》一卷，附图三十六式。裘吉生主编的《珍本医书集成》中，有《秘传大麻风方》一册，提要云："本书一卷，著者佚名，系抄本，无传考。所录之治麻风诸方，何证何药，立法谨严，大抵皆由不少年不少人经验所得而来。观其各方主要药，除蛇蝎等以毒攻毒外，多有大枫子，近来西医以大枫子油注射麻风可证也"。以后，麻风书，多用中西学说参合说之，兹不论列。

方剂配伍的探讨

中医的方剂是几千年积累起来的学术和经验。发源于远古民间，集成于后汉张仲景，开拓于唐代《千金》、《外台》，发展于金元四大家，而明清诸名家更比较入细，所以方剂学在中医学术中占很重要的位置。我们若能把前人这种学术的规矩准绳，勤恳而又慎密地继承下来，温故知新，则熟能生巧；从而再提高发展，才是有源之水，派流可以入江海；有本之木，枝叶可以干霄汉。不然的话，徒侈谈革新创造，将等于空中楼阁。

从方剂的本身看，它是药物的综合。方剂的组成是有规律的，并且是有步骤地由简单到复杂，由低级到高级发展起来的，即是在掌握了大量配伍知识和药物宜忌关系的实践过程中日渐进展的。有的一药而配数药，一药收数药之功，配数药而治数病，更有百药不治之症，而一二药物足以疗之。假如我们不从方剂的如何产生去寻求它的根源，必致忽视了它的客观联系性和相互之间的作用，那就无从了解方剂组织特点而更好地为临床服务。

想从复杂的方剂里面找到它的规律性，当然不能很简单地从一两方面着眼，可是研究学术，又需要先突破一点，抓住主要环节，其余就可以迎刃而解了。什么是方剂的主要环节呢？我初步认为在方剂学中"配伍"一项，是关键问题。由具有成效的方剂上看，在配伍方面，均具有很严格的规律性，我们若按配伍规律遣药立方，自有实际疗效可期；既原则，又灵活。循此以求，可以发掘古方的精蕴，可以衡量各方的轻重，可以有尺度地组织方剂，可以有把握地运用方剂。药物有一定的属性和它的特性，是不以人的主观意志为转移的。但若调整了它的配伍关系，则能增加其主治力量，或转移其主治目标，又视其客观条件的变化而变化。现在先就历试不爽的有效古方，说明它是一个统一的整体，是各个药味彼此不可分离有联系的配伍。例如仲景的麻黄汤中的"麻黄"，固然是主药，对发汗是起着决定性的作用的，但若不配以桂枝辅药帮助解肌，不配以杏仁作佐药帮助宣肺，则发汗之力量不够，麻黄因配伍而异其作用。仲景用麻黄，但取其发汗，发汗祛毒，则伍桂枝，如麻黄汤，葛根汤，大、小青龙汤。为发越郁阳，则与石膏为伍，麻、石相伍，具相互制约作用，如麻杏石甘汤、越婢汤。止咳定喘，则与杏仁为伍，如麻黄汤、大青龙汤、麻杏甘石汤。

麻黄与杏仁相配伍 治无汗而喘，日人吉益东洞《药征》曾有分析云："杏仁麻黄同治喘，而有其别。胸满不用麻黄，身疼不用杏仁，其二物等用者，以有胸满身疼二证也"。"麻黄合杏仁，则治疼痛而喘"。

石膏、知母相配伍 名白虎汤，是辛寒合辛润法，泻阳明经热，取其相互联系中的促进作用。若石膏与竹叶相配伍，则转移了治疗的目标。莫枚士注竹叶石膏汤云："此以热伤气而少气，热上气而呕吐，故竹、石治热……嬴用石膏者，独孙思邈知其义，故于'无比山药丸'方下云：'欲肥者，加敦煌石膏'。《外台》治脾热口干方，亦竹、石同用"。移治阳明而治太阳，只在去知母为竹叶之一转手间，配伍关系之重要性可见。

茯苓、桂枝相配伍 莫枚士释茯苓桂枝甘草大枣汤云："苓、桂并用者，即《内经》开鬼门、洁净府之意。苓洁净府，桂开鬼门，鬼门即汗孔，一名玄府。此条治发汗后脐下悸者，以肾气动也，苓伐肾邪，故量倍于桂"。尤怡曰："桂枝得茯苓，则不发表而反行水"。这里苓与桂之间，起到了相互依赖的作用。

栀子、豆豉相伍和葱白、豆豉相伍 古人掌握了配伍的规律，从多方面配伍其药味，而适当地治疗其浅深不同的证候，像莫枚士对枳实栀子豉汤的加减引证说："仲景治大病差后劳复者，枳实栀子豉汤主之。《广济》加葱白、粟米、雄鼠粪。《千金》加石膏、鼠粪。崔氏单加鼠粪一味。《古今录验》加麻黄、大黄；一加鼠粪、大黄；一加鼠粪、麻黄；一去栀子加甘草、大黄、芒硝。许仁则又加葱白、生姜、干葛、麦冬、生地。或主表，主里，或兼主表里，或兼养，或兼滋，或表里与滋养并施。凡十余变，而枙芨之法尽矣"。

从历代遗留下来的传统惯用配伍药味，如龙骨、牡蛎，大黄，芒硝，乳香、没药……等等，因为习用不察，常忽略其如何结合到一起，如何起到相互作用。兹略举些例子，并缀以前人之解说，共同温课。

龙骨、牡蛎相配伍　龙骨能引逆上之火，泛滥之水，下归其宅；若与牡蛎同用，为治痰之神品，莫枚士曰："龙骨善入，牡蛎善软"。

乳香、没药相配伍　莫枚士曰："《名医别录》乳香微温无毒，去恶气伏尸。《开宝》没药苦平无毒，主破血，是乳香利气，没药利血，故能治疗外科病，取此二味为未，名海浮散，为一切疡症方"。

菖蒲、远志相配伍　张寿颐曰："考《本草注》菖蒲辛温，主治湿痹；远志苦温，主治咳逆。一以辛散而开其湿痰之痹着，一以苦降而定其逆上之痰窒，则气自顺而壅自开。气血不复上菀，庶乎风波大定，神志清明。此菖蒲、远志之大功用也"。

橘皮、生姜相配伍　周岩曰："橘姜并用之方，有橘枳生姜汤，有橘皮汤。胸中气塞短气，只肺胃之气结；干呕哕，手足厥，明系哕由干呕而作，视单呕者轻，干呕而哕，故气不行于四肢，亦只须利脾肺之气，宣阳明之阳。盖以橘皮辛温而苦，能利水谷，为脾肺之散药泄药；生姜辛而微温，为肺胃之散药升药，二物有相须之益，故常并用"。

水蛭、虻虫相配伍　柯琴曰："蛭，昆虫之饮血者也。虻，飞虫之咂血者也。……以水陆之善取血者，用以攻膀胱蓄血"。王旭高曰："飞者走阳路，潜者走阴路，治瘀血日久者效"。

泽泻、茯苓相配伍 景冬阳曰："水闭口渴，热在上焦气分，便宜泽泻、茯苓，滋水上源清肺"。

以上七条为通过配伍关系，起相互促进作用者。

大黄、芒硝相配伍 遂大黄荡涤，芒硝软坚，若欲急速排除肠内容物者宜大黄；若小肠内容干燥，而便秘者，宜芒硝；若二者合用，则泻下之力尤大。

龟甲、柴胡相配伍 许益齐曰："龟甲入厥阴，用柴胡引之，俾阴中之邪尽达于表"。

川芎、当归相配伍 邹澍曰："古人有治风先治血之论，岂漫然血药足以当之，盖必择辛甘发散者用之，风乃能解，则芎䓖、当归其物也。芎䓖治风陷于血，当归治风踬于血，欲血中之风上行而散者宜芎䓖；欲血中之风旁行而散者宜当归，以风性喜升喜流荡故也"。

以上三条均系通过配伍关系起相互依赖作用者。

甘遂、甘草相配伍 尤怡释甘遂半夏汤："甘草与甘遂相反，而同用之者，盖欲其一战而留饮尽去，因相激而相成也"。程林曰："甘遂之性直达，恐其过于行水，缓以甘草、白蜜之甘，收以芍药之酸，虽甘草、甘遂相反，而实有以相使"。甘遂、半夏同煮，芍药、甘草同煮，复以蜜和二药汁再煮。本草谓甘遂反甘草，此煮法似有深意。仲景甘遂半夏汤，在取用甘遂甘草之拮抗作用的同时，更取白蜜以监制之，可见其配伍法之严密。

附子、大黄相配伍 日人和田东郭曰："附子仅能激动其病根，故当更用大黄削取其动摇处而拔下之，又以附子加入于大黄中，互相扶持而上之，此药方之妙用也"。浅田宗伯曰："大黄与附子为伍者，皆非寻常之症，如附子泻心汤、温脾汤亦然。凡顽固偏僻难拨者，皆涉于阴阳两端，为非常之伍。附子与石膏为伍亦然"。

半夏、生姜相配伍　本草谓半夏有毒，得姜则解，故今人多用姜制半夏。盖半夏之粘液中有一种苛涩之味，刺人咽喉，方即多与姜同用则刺喉之弊可免。且生姜辛微温，半夏辛平，性味相同，是生姜在起制约半夏毒的作用的同时，更具有相互联系的协同作用。胃有痰涎而呕吐者，非半夏、生姜同用不为功，仲景生姜半夏汤、小半夏汤皆是。

蜜、乌相配伍　张璐曰："乌头善走入肝，逐风寒，故筋脉之急者，必以乌头治之。然以蜜煎，取缓其性，使之直达筋骨，以利其伸屈。且蜜之润，又可益血养筋，兼制乌头燥热之毒"。

古昔所遗留之卓有成效的方剂，无论药味单纯与复杂，悉有其配伍上之结合特点。不过药味愈多，愈难事分析，今例举一二。

人参、黄芪、甘草相配伍　李杲说："人参得黄芪、甘草，为泻火之圣药，合用名黄芪汤。盖损怯烦劳，则虚而生热，三药甘温，能益元气，则邪热自退"。

竹茹、桑叶、丝瓜络相配伍　张寿颐说："黄芩治妊娠血热，其理显而易知。然王孟英所谓血虚有火者，貌视之，似与血热无甚区别。然彼是实火，自当苦寒，此是虚火，亦非黄芩、白术可以笼统治疗。孟英所谓养血清热，独举竹茹、桑叶、丝瓜络三者，以为安胎妙用。"

菖蒲、木通、滑石相配伍　恽铁樵说："暑日热病，常致心经有火，前人治以甘露消毒丹，其方滑石、木通、菖蒲等剂。菖蒲心经药，滑石、木通利水，所以引泻心经之火也。"

黄连、半夏、栝蒌实相配伍　黄连与栝蒌伍，为胃肠药中峻快之剂。《名医别录》云："栝蒌实味苦寒无毒，主胸痹。所谓胸痹者乃胸膈痞塞。"

吴萸、附子、生姜、干姜相配伍　柯琴说："吴茱萸配附子、生姜佐干姜，大寒始去。"

五味子、麦冬、人参、黄芪、黄柏配伍　孙思邈说："遇夏日季夏之间，困乏无力，无气以动。与黄耆、人参、麦门冬，少加黄柏，煎汤服之。使人精神顿加，两足筋力涌出也。"

以上不过略举了些配伍的例子，因囿于闻见，必定遗漏了很多生动而有价值的东西。但涓滴细流，对方剂之研究，或可能起到解剖麻雀的作用。

仲景方中应用石膏、附子及其配伍的探讨

方剂的组织，不应看作是彼此孤立、彼此不相依赖的各个药味毫无规律性的偶然堆积，而是应把它看作是一个有联系的整体，其中各个药味都是相互依赖、相互制约有机地紧密联系着的。

要从一些错综复杂的方剂组成中去深入掌握其组织规律，最好从古人卓有成效的典型方剂中进行细致分析。

方剂有七方的体制，十剂的范围，而它的中心组成环节，究竟是什么呢？我初步认为应当是它的药味

"配伍"的原则。

配伍是两味药以上的相辅相成、相反相抑的一种组织方法，作者拟从张仲景的几个方剂探讨药味配伍问题，如果我们能从中探索到古人用药配伍的规律性，则在处方用药时，权衡在手，进退从心，临床疗效将会有所提高。

麻黄、石膏相伍　麻黄为发汗药，但在复合方剂中，可因配伍而转移其作用。观仲景麻黄汤治无汗而喘，而麻杏甘石汤则治有汗而喘可证。或谓柯琴注《伤寒论》，以为麻杏甘石汤条文，当是："无汗而喘，大热者"，非用麻黄以治有汗，这可取前人之说以论列之。邹澍曾云："说者谓麻黄得石膏，则发汗不猛，此言虽不经见，然以麻杏甘石膏汤之汗出而喘；越婢汤之续自汗出证之，则不可谓无据矣"。邹氏此论甚是。因麻杏甘石汤条文，尚可改"汗出"为"无汗"，若改越婢汤之"续自汗出"为"续无汗出"，则不成文理了。又周岩曰："仲景方石膏、麻黄并用，……认定麻黄散寒发汗，石膏泄热止汗，相为制还相为用。……大青龙汤，咸以为发汗之猛剂矣。窃谓发汗之猛，当推麻黄汤，不应当大青龙。麻黄汤中桂枝、杏仁，皆堪为麻黄发汗效力，而无石膏以制麻黄。大青龙汤受石膏之制，六两犹之三两，杏仁又少三十枚，用于脉浮紧身疼痛，则曰中风，用于伤寒，则曰脉浮缓，身不疼，但重。中风自较伤寒为轻。身不疼但重，自非但取解表。……越婢汤之麻黄，亦制于石膏者，而故制之而故多之，则越婢之证使然也。风水恶风，一身悉肿，脉浮不渴，种种皆麻黄证。惟里热之续自汗出，则不能无石膏。有石膏故用麻黄至六两，石膏因有麻黄，故虽无大热而用之半斤。其不以石膏倍麻黄者，化阴尤要于退阳也。……且石膏多则不能发汗，又有可证者，麻杏甘石之石膏倍麻黄是也。麻黄四两，虽不及大青龙之六两，而较麻黄汤之三两，即多一两。即杏仁少于麻黄二十枚，而麻黄一两，则非杏仁二十枚可比。此汤何不用于无汗之证，而反用于汗出应止之证，则以石膏制麻黄，更甚于越婢耳。石膏止阳明热炽之汗，亦止肺经热壅之喘。既有麻黄，原不可加杏仁，因麻黄受制力微，故辅以杏仁解表间余邪。无大热而用石膏至半斤，其义与越婢正同。"又莫枚士曰："麻杏甘石汤以外无热，故用麻黄汤而去桂枝；以内无烦渴，故用白虎汤而去知母，各有精义。以此方视越婢主治大同，但此喘则加杏仁，彼不喘自无杏仁，经方用药之例，其严如此"。

上面诸家所说，对经方配伍问题，均分析入微，抉出制方的精蕴，使我们①可以明了麻、石相伍，是取其相互制约作用，所以麻黄不妨用于有汗之证；②从中更说明了麻黄与桂枝、杏仁相伍，则蕴有相互促进作用，能辅助麻黄发汗；③附带说明了药味之配伍问题，不仅在药味的搭配上，而药量多寡的关系，也很重要。如麻杏甘石汤之麻黄、石膏用量，是四两与半斤之比；越婢汤、大青龙汤之麻、石用量是六两与半斤之比。内中精义，正如周氏所云。《伤寒》、《金匮》中此类者正多，果能就周说一隅反之，于处方用量上，不患不权衡在手。

另外，在麻、石相伍里面，似乎还含有另一意义。石膏因为监制辛温发散性之麻黄而设，从作用上来说，是相反的，但石膏性辛寒，寒与温虽相敌对，而辛与辛却又一致，则是石膏对麻黄一面起到制约作用，一面又起到协同作用，所以才能止表汗而兼通肺中壅滞。假如将石膏易以苦寒之黄芩，恐怕在监制之外，其苦降性反而削弱了麻黄的辛通止喘作用。仲景之方，义蕴无穷，能细心研讨，自会有很多发现。

半夏、石膏相伍 麻黄、石膏相配伍治太阴肺，若半夏、石膏相配伍，则兼治阳明胃。莫枚士《经方例释》越婢加半夏汤条云："此方加半夏者，与小青龙汤加石膏同法，彼方治上气咳喘、烦躁、脉浮，与此主治相似，俱为胃热犯肺之疾。小青龙汤中有半夏而无石膏，越婢汤方中有石膏而无半夏，观二方加法，则胃热犯肺者之治当半夏、石膏并用也。竹叶石膏汤证，虚烦气逆，半夏、石膏并用，徐大椿说此方与小青龙加石膏汤，为治喘之主方。泉谓肺受风寒而喘者，麻黄、杏仁并用，治在肺；肺受胃热而喘者，半夏、石膏并用，治在胃，又皆卫分之治法也。厚朴麻黄汤，麻、杏、半、石合用，是肺既受风寒复受胃热者之治法"。我们能如此了解古方剂中药味的配伍规律，于临证处方时，才会心中有数，加减合度。

石膏、知母相伍 石膏合知母，则名白虎，专主胃热症。柯琴论白虎汤证曰："虽有大热而未成实，终非苦寒之味所能治也。石膏辛寒，辛能解肌热，寒能胜胃火，寒能沉降，辛能走外，两擅内外之能，故以为君。知母苦润，苦以泻火，润以滋燥，故以为臣"。今人有的用白虎有独以石膏入剂而不合知母者，则所治不专主阳明，而失掉白虎汤的意义了。另外，石膏、知母相配伍，治阳明胃热，与麻黄、石膏相配伍，治太阴肺喘，在石膏用量上，是有所不同的。白虎汤方中石膏之量，从不少于一斤，而麻杏甘石、越婢等汤方中石膏之量，从不超过半斤，这是配伍中最重要的关键，不容忽视的。

以上举例概述了仲景用石膏和其它药物配伍的方例，以下再谈一谈仲景用附子和其它药味配伍的方例。

附子和其它药味相伍　仲景用附子回阳救逆，则必用生者与干姜作伍，不多杂以他药，如干姜附子汤、四逆汤、茯苓四逆汤、通脉四逆汤、白通汤等是。夹纯阳之性，奋至大之威，回阳于垂绝，起危于顷刻，非此等三服都尽，其人如冒状，勿怪。章次公谓桂枝附子去桂加术汤内之附子系生用，其人如冒状，系因服大量三枚生附子之故，非是。考仲景在汤剂中用生附子，其极量不超过大附子一枚（通脉四逆汤），若服三枚生附子，恐不仅其人如冒状；且桂枝附子去桂加术汤是治风湿病之正方，附子与术和生姜相配，有其通例，何容用生附子自乱其例，于此辨正之，以供参考。

有人问："生附伍干姜以回阳救逆，生附祛外寒，干姜暖内寒，取其一走一守之通力合作，则诚非他药之力所能及。但考仲景书中干姜、附子相伍，曾不是绝对用生附子，如乌梅丸、乌头赤石脂丸、九痛丸、理中丸加附子方中，虽都是姜附相伍，而附子却都是取乎炮者，则所说恐有所不合。"我认为这一疑问的提出，殊有讨论之必要。附子在《神农本草经》列入大热大毒之品，在古代有以生乌附粉作毒入药用者。可是其毒性虽剧，经过相当时间煎煮后，则可杀减。四逆汤辈均系煎剂，用生附子取其力宏效捷，而水煮又可制伏其毒，能奏回阳之功，却免中毒之弊。若丸剂用生附子与干姜相伍，附子不事煎煮，则毒性未经杀减，殊多危害性，故取用炮者。且丸者缓也，缓以奏功，固无取乎生附慓悍捷疾之性。

仲景用附子走表皮，祛寒湿，则取炮附子。须姜作伍时，则取生者，从不用干者，且多与术作配。如桂枝附子去桂加术汤、白术附子汤、甘草附子汤、桂枝芍药知母汤等是。寒为阴邪，湿亦为阴邪，阳虚则寒凝湿滞，用术、附、生姜温阳以祛湿，化阳以开结，则阳得伸而湿以去，阳得布而表以解。又仲景之附子汤与真武汤有谓是四逆汤辈，顾是术、附相伍剂，并非姜、附相伍剂，看方中附子均用炮者可证；且真武汤中之姜亦用生者，与术、附、生姜相伍之例证合。观其主治身疼痛、骨节痛、背恶寒（附子汤）、小便不利、四肢沉重疼痛、心下悸、头眩、身𤙬动（真武汤），多是水邪侵袭之证。水湿重则阳被困，用术、附升阳祛湿，亦有同乎白术附子汤、甘草附子汤之处，并不是回阳救逆之四逆汤辈。邹澍《本经疏证》却谓附子汤中附子系生者，则殊不合姜附、术附相伍之通例，主治亦将有所乖异。查赵开美刻本之附子汤，附子系炮者，颇合。又章次公《药物学》，谓服大量生附子后，每有晕冒如醉之现象，此即瞑眩作用，不足虑，仲景亦曾告人注意及此。如桂枝附子去桂加白术汤条云："初服，其人身如痹，半日许，复服之"，虽属姜附剂，又自有不同于四逆辈者，因其主治亦有其差别之点。于此看出附子在各剂型中，或生用，或炮制，都有规律性。

或又有人问："附子与干姜相伍，在汤剂正方中，从无用炮附子者，如四逆汤辈是，但在小青龙与真武汤方后的加减法中，则有加入炮附子与干姜者，又当如何解释"？可以这样解释：考小青龙汤加炮附子系治噎，真武汤加干姜系治咳。噎与咳系杂病，不同于单纯大方治急性病，则似亦未破四逆辈用生附子与干姜相配伍之体例。

仲景对方剂的组合加减严谨，他所著《伤寒》、《金匮》中的各个方例，在多方面都有其极为严格的规律性，尤其在配伍和用量上，更具有既原则又灵活的优越性。这里不过略举了些例子，且未必道破奥秘，望同志们共同努力，对于祖国医学的宝贵遗产，深入缜密地加以研究，不断地有所阐发，则必大有利于祖国医学的继承和发展。

谈谈龙骨、牡蛎的配伍

龙骨、牡蛎，能摄纳飞越之阳气，能戢敛簸摇之阴气，较赭石、铁落等镇坠之品为优。

龙骨、牡蛎、黄连同治烦躁，但部位各有所主，黄连主膻中，龙骨主脐下，牡蛎主胸腹。

龙骨、牡蛎连用之证，除烦躁外，更治惊狂、烦惊。惊证不必山崩于前或见闻骇骤，太阳伤寒加温针可生惊，少阳吐下也可发悸而惊，《素问·举痛论》所谓："心无所依，神无所归，虑无所定"，即可谓之惊。惊悸是阳不守舍，或亡阳，应有区别。发汗而致者，先动其阴，后动其阳，阳动而阴逆，故应止阴之逆而安阳气。因惊而致者，先动其阳，而后曳动其阴，阳动而阴不逆，可安其阳而归阴。"脉浮更遭火迫"和"发汗多或重发汗"不同，在治疗上，桂枝去芍药加蜀漆牡蛎龙骨救逆汤和四逆辈当然不能同日而语。

仲景桂枝加龙骨牡蛎汤证称："脉得诸芤动微紧，男子失精，女子梦交"。芤动者，阳之越，微紧者，阴之结，因阳不归阴，故阴气为结，阴愈结，阳愈不归，与惊证之无所定、无所归无不同。风引汤之除热瘫痫，也因邪郁生惊，因惊而甚。

龙骨、牡蛎有调和、推挽、摄发、敛阴阳的作用，所以均可与桂枝汤、柴胡汤、承气汤合用，摄阳以归土，据阴以召阳，起联接相应的作用，其所以治内伤、治外感均可有效之故。

龙骨、牡蛎同用，也是治痰之神品，若只认为二药性涩收敛，还很不全面，因为治痰作用主要在其有引逆上之火及泛滥之水（随火上升作痰）归宅的妙用。

牡蛎、杜仲　和服能止盗汗。加麻黄根更好。

牡蛎、玄参　经验方：治瘰疬，用牡蛎120克（须用木炭灰炒通赤，湿地上放经宿，方用），玄参90克，为末，糊丸，如梧桐子大，酒服三、五十丸，食后服。药尽，有除根者。

牡蛎、甘草　治瘰疬，用牡蛎和甘草末，茶调9克，甚效。

牡蛎、鳖甲　牡蛎配鳖甲，消胁积。

牡蛎、栝蒌根　牡蛎合天花粉，消瘿瘤。《金匮》栝蒌牡蛎散，治百合病变渴。尤怡曰："病变成渴，……热盛而津伤也。栝蒌根苦寒，生津止渴，牡蛎咸寒，引热下行，不使上烁也"。

龙骨、韭菜子　龙骨得韭菜子，治睡即泄精。

龙骨、桑螵蛸　龙骨配桑螵蛸，治遗尿。

以上龙骨、牡蛎的配伍，可供临床参考。

谈附子之应用

一、附子之品考及其炮制

在处方用附子之际，应先知附子的品种与制法，以免使用不当，有碍预期的疗效。兹将附子之品种及加工后之品名，略述如下：

（一）附子加工法

每年暑季三伏日为附子出新季节。附子在土中最忌烈日后遇暴雨，热气遏郁，易致腐坏。凡在暑天遇暴雨后，药农必及时掘取。出土时名"泥附子"，先用水将泥洗净，再煮六七小时，然后刮皮切片，清水漂净。放入胆水缸（胆字本作㽿，现俱简写作胆，胆水系在盐汁内取出）或盐水缸泡存，视制片所宜。胆水缸可储藏四五年不坏，盐水缸可储藏十余年不坏。但附子出土后如不及时收入，短期即可腐坏。在制片时由胆水缸或盐水缸取出（以下照习惯简称胆缸、盐缸），务须将胆盐完全漂净，不然以后无论如何烘晒，均柔润不能干硬，且易生霉。盐缸附子，颜色黯黑，不易漂白，专制黑片。兹将各种制片，分列如下：

白片：附子由胆缸取出，漂净胆汁，用甑蒸五六小时，晒干六七成，用硫黄熏，再晒干即为成片（此片统称为"天雄片"，大者为大刀片，小者为小刀片）。又有一种漂至味淡，名为淡附片。

黄片：由胆缸取出，漂净胆汁，用红花、甘草或加姜黄染色后，用杠炭烘干，又晒一二日，即是成品。称为黄附片、厚附片、制附片。

临江片：此片较黄片制作更精，颜色黄亮可爱，以前专销江西临江，故称临江片。

黑片：此盐片经过蒸晒，制成厚、薄两种。

卦片：用小块附子对开两片，系胆片制成如卦形，体透明似冰糖。

刨片：用胆片漂白，再以刨子刨成板薄小片，贴锅上烘干，煮汤作菜肴用。

柳叶片：色黑，形如柳叶，性微软，因胆汁未漂净。

火片：片最小，一等如指甲，过去专销国外。

炮片：用火炮干，起火炮形。

除以上制片外，尚有其它种类：

盐附子：生附洗净泥土，浸入胆缸三天后，加盐泡，不切片。

干附子：生附子洗净烘干，全块不开片。

生附子：生附子洗净切片，干晒至七成，用硫磺熏过，晒干即成。

川乌头：一般未制过，即附子之母，原名"乌药"，取附子后，晒干名乌头。又名川乌。

附子膏：用生附子之小者，或削下边角，熬制成膏，作膏药用。

附子精：用蒸附片的油斗，凝结成晶，服食炖肉用。

附子盐：在盐缸取出，炒干，装入竹筒。

（二）附子、乌头、侧子、漏篮的鉴定

附子：一市斤有八枚至十枚，名为特超，其形端正，少角，顶细，脐正，圆大者为上。顶粗有节，起凸凹形成如鼠乳者次之。有伤缺及皱者为最下。

乌头：取附子后名乌头，橄榄形状者为真。另有一种草乌头，大毒，系野生，两者相合，如鸟之喙，名乌喙。

侧子：即茢子，侧生于附子之旁，大小无定，大者重不过二钱，小者不及一钱，气轻质薄，不似附子之"雄壮有力"。

漏篮：系附子初生细小未成而削下者，言其小不能装篮，漏出篮子之意。

二、附子之应用

1. 回阳救逆 凡身体不温，手足厥冷，脉沉细或虚浮无力或将停顿，恶寒踡卧，大汗不止，甚至"唇青囊缩"，以及大失血、大吐泻后，呈虚脱状态者，都宜急用之。猝发阳气衰微，而阴液未大损者，经投附片，如灯满贮油膏，火光虽偶尔遭受外物扑灭，但持火种一行接引，自尔焰续光复，并无后患可言。若果真是无膏之火，无源之水，虽附子有回阳之功，而光难久续，后果多不良，临床所见，不容否认。所以对猝发阳气衰微者，宜用姜附剂迅速回阳救逆；而对平素即气虚之属慢性经过者，则多宜参芪剂缓缓补气增液，若互易其法，则不免两失其效。观仲景《伤寒论》均以四逆辈回阳救逆，从不取于黄芪，而《金匮要略》中则黄芪屡用于虚弱不足之证，可以悟及。

附子救阳固有余，而伤阴亦当虑，是临床用附子不可不注意之一重点。有人曾具体举出补救附子偏胜之弊：用附子以救急，则通脉四逆拨乱反正，阳亡气脱俱可治。惟用附子以补火，必防涸水，因水涸则火无所附，而势成燎原。故急证中往往有阴阳俱伤者，视其阳危，则先以附子救其阳，次以地、芍、参滋其阴；视其阴涸，则先救其阴，次救其阳。

在临床使用附子回阳救逆之际，辨认证候务须准确，若一惑于表面现象，误用时则危象见于转手间。如真热假寒者，虽四肢冷厥，脉伏不见，而口气恶，便下秽浊者，乃真热假寒之证，不可投以附子。附子所治少阴证，有其临床特征，凡阴证其肌肤必津润，此与阳证之出汗不同。阳证出汗，乃蒸发而出，其肌肤必热；阴证出汗，肌肤则凉。阴证之肤凉与热厥不同。热厥指尖凉，面赤而亮；阴证面必不赤，戴阳乃赤，然无论戴阳与否，其人面部必不隐青，而头则必汗出，其肢凉绝对不限于指尖。其简捷之辨认方法，则为手背近腕处其肌肤凉，为阴证，热厥指尖凉，阴证腕背面肤凉。

2. 伸阳祛湿　附子能鼓舞阳气，祛除寒湿，故可治寒湿痹痛，血滞不畅，及一切阳气衰微之证。

3. 固阳止泻　附子用于中寒病的配剂，凡因中焦寒冷的慢性肠胃病，及消化不良，呕吐下利不欲食，甚或完谷不化，都有明显的疗效。

仲景《伤寒论》四逆汤所主之证，多为下利清谷。霍乱篇的吐利证，亦以四逆汤主之。《伤寒》、《金匮》中曾两言下利腹胀满，用四逆汤温其里。又《金匮》治下利清谷，里寒外热，汗出而厥者，通脉四逆汤主之。所以日人浅田宗伯有"以四肢厥逆下利清谷等为主证"的归纳语。

4. 振阳逐水　附子有利尿发汗作用，用于心脏、肾脏病之水肿有效。

5. 强阳补肾　凡因肾阳衰微，失精、自汗以致身体机能减退等病都可应用。

6. 温经治漏 附子对外科久败不敛的疮漏常可治疗。

由于附子有一定毒性，但在急性病如"霍乱"与"伤寒"少阴病四肢厥逆，体温急遽下降，附子须用到有效量，切勿畏首畏尾，用不及量，以致贻误病机。对慢性虚寒病，则切勿大量使用，孟浪滥投，因希冀速效与幸中，以致产生不良后果。

关于附子用量，初步认为治急性阳衰证之四逆汤辈生附子配干姜甘草等的方剂，要本着仲景用生附子一枚的规律（仲景通脉四逆汤用大附子一枚，干姜三两，甘草〈炙〉二两分温再服）。大附子一枚作现在市称30克计，干姜一两作 7.5 克计，三两为 22.5 克，炙甘草二两为 15 克改作一次服，应折成一半，则为附子 15克，干姜 11 克强，炙甘草 7.5 克。其余四逆辈如干姜附子汤、四逆汤、白通汤等，均用附子一枚，以《金匮要略·呕吐哕下利病脉证治》四逆汤下注语"强人可大附子一枚"证之，则仲景所谓附子一枚者，是指比大附子为小的，其一枚今作市称 21 克计，干姜附子汤系顿服，在《伤寒》、《金匮》中为生附子用量最大之一方。其余则都是分温再服，都不超过 7.5 克，一次量 9～15 克。若治疗虚寒性慢性疾患时，用炮附子1.5～3 克可望有效；取其镇痛作用，则须 6～9 克才有效。至于治疗严重的风湿病，又在例外，可依照仲景治风湿各方，多用几克。这是古人的经验，证之于现在临床，也能取到用附子的预期效验。

附子水煎服与作丸散服，其毒性之大小有相当距离。因附子用武火煎（达四小时以上），其毒性大为杀减，一般可以照上面所说的定量；若丸散则因未经水煮，毒性完全存在，宜用小量。又仲景制方，附子、干姜相配，在水煎剂型中如四逆汤辈，一律用生附子；而于乌梅丸、赤石脂丸、九痛丸、理中丸加附子等的丸药剂型里面亦干姜、附子相配，则用炮附子，这里完全可以理解到附子因剂型不同而毒性有所差别间关系。

三、附子之禁忌

阴虚内热、"血少"、吐衄、"肠红"，均为所戒。老人"精绝"，以及暑月湿热，亦不可服。因附子毒性大，不应滥用，服附子以补火，必防涸水。若阴虚之人久服补阳之药，则虚阳益炽，其阴愈耗，精血日枯，而气无所附丽，可成不救。孕妇尤忌。附子畏防风、犀角、绿豆、童便；反贝母、半夏、栝蒌、白及、白蔹。中其毒者，黄连、犀角、甘草煎汤解之，黄土水亦可解。李时珍曰："乌附毒药，非危病不用，而补药中少加引导，其功甚捷。"历览诸家所著，虽云伤寒传变三阴，及中寒夹阴，或厥冷腹痛，唇青囊缩者，有退阴回阳之力，起死回生之功，然以附子培元阳，温经散寒，非谓附子即补药也。可资参考。

谈金匮肾气丸

金匮肾气丸方，原出后汉张仲景《金匮要略》中，后人于其方义，多所论列，颇具精义。

肾气丸治肾气虚弱证，若使用得当，确有实效。本方在张仲景《金匮要略》中凡四见，异病同治，以后又有所补充，如严用和加牛膝、车前，为济生肾气丸，张介宾减茯苓、丹皮、泽泻，加入枸杞、杜仲、甘草，为右归饮。各有所宜，随病机施用，可望生效。

肾气丸中六味滋阴，具"壮水之主以制阳光"的作用，桂附温阳，具"益火之原以消阴翳"的作用，相反适所以相成。

清代汪昂指出："有肾虚火不归经，大热烦渴，目赤唇裂，舌上生刺，喉如烟火，足心如烙，脉洪大无伦，按之微弱者"之十全大补汤、八味丸证，是一种真寒假热之阴证。真寒是本质，假热是现象。但汪昂仅提出"脉洪大无伦，按之微弱"一项，殊嫌不够，因为脉象也不一定固定不变，应进行全面分析。真寒假热证，是寒在内而格阳于外，有的是寒在下而格阳于上，为无根之火。汪昂所举之证很可能误认为是阳热证，所谓"至虚有盛候"。

"大热烦渴"虽是热象，但真寒在内，则索水至前而不欲饮，即或饮之亦不欲下咽，从而可知其"逼阳外越"的假象。"目赤唇裂"是热象，但目赤是粉红色，唇裂而齿多浮而润。"舌上生刺"可刮之使去，不似阳热证之生根难拔。"喉如烟火"多不红肿，即红，亦较浅淡。"足心如烙"，但重按之不热，或反而觉冷。"脉洪大无伦，按之微弱"，即脉浮大满指，按之无力。区别以上证候，可以分析出其不是真实阳热证，而是以虚热征象掩盖真阴寒证。更有面赤颧红者，仔细看去，赤红是游移不定，且红色娇嫩带白。更有触诊患者手背腕处，其肌肤若凉，是热证的假象。用一分为二的辩证法诊察真寒假热证，就可以放胆采用桂附之剂以"导龙入海"、"引火归原"治法。

张景岳谓济生肾气丸"治虚水方，更无有出其右者。然当因此扩充，随证加减。若其人因大病之后，脾气大虚而病水胀者，服此虽无所碍，终不见效"。徐灵胎谓："此方专利小便，水去而阴不伤，扶阳而火不升；制方之义，固非一端。但近人以此一端治天下之病，则又大失此方之义矣。"他当时是指摘赵献可派滥用肾气丸的错误。因虚水一证，原因亦多端，小儿虚水，更不能助阳以肾气丸为治，须结合具体病情，辨证施治，以万方应万变，不可以一方应万变。

论凉散风热药之应用

风无定体，不但四时为异，四方亦不同。即以一季而论，冷暖不齐，风寒风热，顷刻变迁，感之于人，施治当有别。伤寒有表邪，用温散法，风热有表邪，用凉散法。今选论几种凉散风热药于后。

荆芥 为肝经专药，兼入胃经、冲脉二经，为散风、解热、行血、疏肝之药。温热学派用荆芥的习见方剂为吴鞠通治手太阴风温、温热、温疫、冬温初起但热不恶寒而渴者，以辛凉平剂银翘散主之，自注："荆芥芳香，散热解毒"。又如王孟英《温热经纬》中之《陈平伯外感温病篇》中"风温症，身热咳嗽，口渴胸痞，头目胀大，面发泡疮者，风毒上壅阳络，当用荆芥、薄荷、连翘、玄参、牛蒡、马勃、青黛、金银花之属等以清散热邪。"又如雷丰《时病论》中，所选治"一切风寒暑湿，饥饱劳逸，内外诸邪所伤，及丹、斑、瘾、疹等证"用之，又刘完素防风通圣散中也用荆芥。取其辛以散风，凉以泄热，为温证内有邪热，风寒外缚的要药。但在风热证时，须在不恶寒而恶热无汗的情况下投之，又不可与辛燥温药相配伍，至于防风通圣散中之用麻黄是与石膏为伍，将发散剂变为和解剂，有相互制约的作用，不得以辛温相配伍论。

薄荷 入肺、肝二经，为去风发汗宣肺疏肝之药。用薄荷以治疗瘟疫、温热的方剂，可概分为解表、表里双解、透里热于外三种。如辛凉解表的吴鞠通的银翘散，辛凉升达的邵步青的热郁汤（薄荷、连翘、栝蒌皮、焦栀子、广郁金、青子芩、甘草、桔梗、鲜竹叶、青蒿露），均为解表类方剂。发表攻里刘完素的防风通圣散，解表清里叶天士的荷杏石甘汤（苏薄荷、光杏仁、生石膏、知母、甘草、细辛、鲜竹叶），均属于表里双解范畴。而内滋里液、外清标热的耐修子养阴清肺汤，滋培肝木兼升散郁火的逍遥散，则为透里热于外的方剂。各有适应证。

桑叶 治温热病之方剂中重用桑叶者，除桑菊饮疏风平肝外，喻昌之清燥救肺汤（桑叶、杏仁、黑芝麻、阿胶、西洋参、生石膏、甘草、麦冬、枇杷叶）方中之桑叶，具有润燥疏风作用。吴鞠通辛凉清燥的桑杏汤（桑叶、杏仁、沙参、川贝母、淡豆豉、山栀皮、梨皮），亦是以桑叶为主药。吴坤安之清热解毒的犀地桑丹汤（犀角、鲜生地、桑叶、丹皮、山栀子、连翘、紫草、青子芩、青蒿、玄参心、菊花、知母、活水芦根、鲜茅根、嫩桑枝、鲜竹叶），也都以桑叶为重要药物。

菊花 治温病以菊花为主要药的，有吴鞠通的辛凉轻剂桑菊饮，何廉臣的新加桑菊饮（桑叶、菊花、连翘、苏薄荷、光杏仁、苦桔梗、甘草、钩藤、天竺黄、鲜菖蒲叶、竹沥、活水芦根、嫩桑枝），清温热病的气分痰热，尤轻灵有效。又《证治准绳》方菊花汤（甘菊花、川羌活、防风、蔓荆子、生石膏、枳壳、甘草），治风热头痛，目眩面肿，以菊花为主药。又《医宗金鉴》之五味消毒饮（金银花、紫花地丁、野小菊、蒲公英、天葵子），方中野小菊，取其解毒消肿。而此方应用到似疔非疔而热毒炽盛所发生之疮疖，顶尖，根盘硬，红肿，不化脓，即化脓亦不多，焮痛异常，且红肿有时蔓延而现红丝如疔者，服之有捷效。

金银花 吴鞠通治太阴风温、温热、温疫、冬温初起，但热不恶寒者，辛凉轻剂银翘散（《温病条辨》方，方从略）主之，即以金银花为主药。治疗肿之五味消毒饮（见菊花条），亦以金银花为主药。

蝉蜕 治温热病以蝉蜕制方者，有杨璿的升降散（以僵蚕、生军、片姜配蝉蜕），清温热之表里三焦大热。又《和剂局方》蝉花散（蝉蜕、谷精草、刺蒺藜、甘菊花、防风、草决明、密蒙花、甘草、羌活、黄芩、蔓荆子、川芎、木贼草、荆芥），治肝经蕴热，风毒之气内搏上攻，眼目赤肿，翳膜，疼痛，昏涩，内外翳障，均治之。亦是以蝉蜕为主药的。

僵蚕 杨璿之《寒温条辨》，用僵蚕合蝉蜕，加入于双解、凉膈、神解等散，及三黄石膏、六一顺气、大柴胡诸汤中，以治时行温病。

淡豆豉 葛洪《肘后方》葱豉汤，本为发汗之通剂，俞根初曾配以刘河间之桔梗汤，合成轻清扬散辛凉发汗的葱豉桔梗汤（鲜葱白、苦桔梗、焦山栀、淡豆豉、苏薄荷、连翘、甘草、淡竹叶）善治风温风热之初起证。而王焘《外台秘要》之七味葱豉汤（葱白、豆豉、葛根、鲜生地、生姜、百劳水）治血虚人风热或伏气发温，及产后感冒，为发汗良剂。又俞根初更制葱豉荷米煎（鲜葱白、淡香豉、苏薄荷、生粳米），以治小儿温病初起，头痛身热，发冷无汗者。叶天士有新加栀豉汤（焦栀衣、香豉、杏仁、苡仁、滑石、通草、苓皮、鲜杷叶）清暑温气分之湿热者，樊开周有加味栀豉汤（焦山栀、淡豆豉、鲜葱白、甘草、桔梗、枳壳、苏薄荷、枇杷叶），治温热初起须解表透汗者。总之，应用豆豉以治温热疾患之有效的复合方剂颇多，既平妥，又效验，故临床家多赏用之。

牛蒡子 治疗温热病之方剂内有牛蒡子者，石苐南加味翘荷汤（连翘、苏薄荷、炒牛蒡子、桔梗、焦栀皮、绿豆衣、甘草、蝉衣、苇茎、紫草），治温邪毒盛，能清营解毒。

苦丁茶 北京有相传在封建时代宫中宫女断孕用苦丁茶者，但已无考。现代节育者可试用之。以苦丁茶组织方剂者，有近人之治风热头痛方（连翘、白菊花、冬桑叶、枯黄芩、苏薄荷、苦丁茶、夏枯草、藁本、白芷、荷叶边、鲜芦根），用于偏头痛、外感头痛均效。

秦艽 为风药之润剂，能去风燥。前人盛称其有治黄疸功能，颇值进一步实践。

谈谈某些药物的不同作用

浮萍与麻黄 浮萍轻浮辛寒，入肺经，发汗之功不亚于麻黄，但麻黄性温，浮萍性寒为异。且浮萍利水之功，麻黄所不能及。震亨曰："浮萍发汗，胜于麻黄"。

按：麻黄冷饮，也能利尿。

巴戟天与肉苁蓉　巴戟主少腹及阴中相引痛；肉苁蓉主女子带下阴痛。

锁阳与仙灵脾　锁阳静药，补精血，主痿；仙灵脾动药，主四肢不仁、挛急，兼瘰疬疮痍。

银柴胡与石斛　银柴胡功用等于石斛，皆能入胃而除虚热。但石斛则兼入肾，涩气固筋骨，银柴胡则入肾凉血为异。

柴胡与银柴胡　银柴胡与柴胡性味相似，故上古不分。柴胡之用在升散，若阴虚火炎，气升咳嗽，呕吐等证，不可用之。惟宜于春月时邪风温等证，内应肝胆者，最为相宜。银柴胡出银州，其质坚，其色白，无解表之功，不可不分。徐大椿曰："《和剂局方》治上下诸血，及虚劳方中参入同治，如肝劳之必用此为主。且不类于北胡。盖柴胡能升少阳清气上行，升清发表，必有外邪者方用。此则气味下达，入肾凉血，与彼绝不相符。若用柴胡以治虚劳，则咳嗽发热、愈无宁日，阴火愈升愈起，可不辨而混用乎？"孙琳曰："凡疟劳热从髓出。若加刚剂，气血愈亏。热有在皮肤、在脏腑、在骨髓、在骨髓者，非柴胡不可。若真银柴胡，一服可愈。"

柴胡与前胡　张璐曰："二胡通为风药，但柴胡主升，前胡主降，有不同耳。"

白芍药与赤芍药　李时珍曰："白芍药益脾，能于土中泻木。赤芍药散邪，能行血中之滞"。缪仲淳曰："白芍止痛下气，能于土中泻木，入脾经血分，泻肝家火邪，故其所主，收而兼补，制肝补脾。赤者破血通利，能行血中之滞、入肝经血分，主邪气腹痛，破坚积凝滞之血，通而凉肝，肝火自平。"其禁忌：白芍药酸寒，凡中寒腹痛、中寒作泄、腹中冷痛、肠胃中觉冷等证，均忌。赤芍药破血，凡一切血虚病，及泄泻、产后恶露已行、少腹痛已止、痛疽已溃，均忌。

张寿颐《本草正义》论赤白芍曰："芍药古无赤白之分，而功用自别，白者苦而微酸，能益太阴之脾阴，而收涣散之大气，亦补益肝阴，而柔驯肝气之横逆，《神农本草经》主邪气腹痛，寒热疝瘕，止痛益气。《名医别录》所谓缓中者，无一非养毓肝脾两脏之真阴，而收摄两脏之逆气，斯邪气退藏，正气裨益，腹痛及心胃之痛皆除，中气和调，寒热自已，疝瘕自定，皆白芍药养脾柔肝之功用也。赤者行滞破血，直达下焦，《本经》所谓除血痹、破坚积;《别录》所谓通顺血脉，散恶血，逐贼血，消痈肿，中恶腹痛，皆惟赤芍药行滞逐瘀，足以当之。利小便、去水气、利膀胱大小肠，亦赤芍药泄导之功，石顽以《本经》之'利小便'三字系于赤芍药之下，良有以也。"苏颂《图经本草》始有全芍药（白）、木芍药（赤）之名。成无己谓白补而赤泻，白收而赤散。故益阴养血，滋润肝脾，皆用白芍药；活血行滞，宣化疡毒，皆用赤芍药。

白芍与川芎 黄宫绣曰："川芎号为补肝之气，……白芍号为敛肝之液。"气之盛者，必赖酸为之收，而令气不妄行，二药并用，肝得以平。

论 黄 芪

黄芪是今日应用最广泛的一种补药，因为它应用最广泛，所以有的人在临床上应用得漫无标准，超出了它的应用范围，这是不能发挥黄芪本来的长处的。现在我根据古代翔实可信的文献记载，结合临床实践，归纳其适应证，非敢云必当，不过是启其端绪，愿与大家共同商讨，因为中医学术蕴藏实多，极待发掘，提出黄芪的应用问题供参考。

黄芪的应用：

（一）治疗慢性衰弱症

在张仲景《伤寒论》中从没有用过黄芪，这一个问题，已很久没有得到解决。要说仲景不用黄芪？何以《金匮要略》中凡七见，而在《伤寒论》虽属三阴症，亦绝对不用？这必有它的理由，后来读邹澍的《本经疏证》谓《伤寒论》绝不用黄芪，假如汗出亡阳，一用黄芪，也是"闭门逐贼"。所谓"闭门逐贼"，是以实表说黄芪，亦未能惬理餍心（说详后）。自后反复研究《伤寒》、《金匮》，发现《金匮》治虚寒证，除《呕吐哕下利病篇》治急遽性呕吐及下利病证两用四逆汤外，则概不使用。仲景在《伤寒》则绝不用黄芪，在《金匮》则罕用四逆，是因为黄芪必须多服久服，才能有效，不象附子、干姜，才下咽则其效立显呢？到现在还未敢妄下断语。可是就仲景的用药趋向上看，可以肯定说，黄芪对于急性衰弱病，绝无救亡于顷刻像附子那种慓悍捷疾的力量，而对衰弱性病则有它一定的疗效。

（二）治衰弱性肌表病

《金匮要略》中用黄芪的七方，除黄芪建中汤治里虚外，其余六方，如黄芪桂枝五物汤、防己黄芪汤、防己茯苓汤、乌头汤、黄芪芍药桂枝苦酒汤、桂枝加黄芪汤等，皆治肌表水湿之证，且黄芪建中汤在日人浅田宗伯亦谓："黄芪大抵为托表止汗祛水之用，此方可知亦以外体不足为目的也"。按：黄芪建中汤主治"虚劳里急诸不足"，而"虚劳里急"，小建中汤也有主治之文，则黄芪是主治"诸不足者"，颇为明显。又仲景治虚劳方首推薯蓣丸，而方中并无黄芪，足证黄芪非专治里虚之品。日人吉益东洞《药征》谓："黄芪，主治肌表之水也"，可以说他看到了仲景用黄芪的诀窍，但专谓主治肌表之水，我认为尚有一间未达。就《金匮》用黄芪论之，黄芪五物汤所治之"血痹"，不一定有水；黄芪建中汤所治之"诸不足"，也不一定有水；而桂枝加黄芪汤所治之黄疸，更不一定有水。可是这三个方虽不必治水，确系治肌表之不足者。再以黄芪治自汗盗汗证之，它能治自汗盗汗是治表虚，绝非治水。周岩曾有解释说："黄芪补表而不实表，不实表故不能止汗。……缪仲淳谓黄芪功能实表，有表邪者勿用。岂知黄芪惟不实表，故表邪亦有用之者。如《本经》之用排脓止痛，《金匮》之治风湿、风水、黄汗，皆堪为不实表之据。若伤寒之邪，宜从表泄，黄芪虽不实表，而亦无解表之长，且有补虚羁邪之患，断非所宜也"，邹澍解释说：防己茯苓汤中用黄芪"以是知黄芪非止汗者，特能引营卫中气，营卫中气行，邪气遂无以干，则汗自止耳"。综合以上诸人的说法，对黄芪是有深一层的认识，比较东洞的说法为优。盖黄芪治肌表衰弱，是从仲景用黄芪诸方归纳出来的。肌表组织之能力恢复，则停水自去，汗出止，水去汗止，是其结果，并非其因，东洞谓主治肌表之水，乃倒果为因，未能说明黄芪真实功用。观《神农本草经》黄芪主治大风，《金匮要略·血痹篇》黄芪五物汤主治外症身体不仁如风痹状。结合中医之言风，及风痹之用黄芪，实开后人以黄芪治瘫痪之成法。《千金翼方·中风篇》之大八风汤，主治毒风顽痹，手足不遂，身体偏枯，半身不遂不仁；又三黄汤主治中风手足拘挛，百节疼痛；又黄芪酒主治偏枯；黄芪酒主治八风十二痹，皆是黄芪治瘫痪之明证。黄芪之于神经系统疾患之瘫痪麻木消削肌肉等确有效，且大症必须从数钱至数两，为一日量，持久服之，其效乃显。

（三）治中气下陷

中气二字始见于《灵枢·营卫生会篇》及《灵枢·口问篇》。《营卫生会篇》曰："上焦出于胃上口，并咽以上，贯膈，并咽，而布胸中"，《口问篇》曰："中气不足，溲便为之变，肠为之苦鸣"。腹肠为脾胃所司，苦泄与鸣，中气下陷，亦即脾胃之下陷。《素问·太阴阳明篇》曰："今脾病不能为胃行其津液，四肢不得禀水谷气，气日以衰，脉道不利，筋骨肌肉，皆无气以主，故不用焉"。是水谷之气生于脾，可称脾气，亦即中气。常见人因饥饱劳逸过度，以致发生体倦盗汗，言语眼视无力，食少无味，微热心烦，脉虚大等症。其原因多系脾胃内伤，谷气不胜，中气虚馁，体力为之不足。谷气见于《灵枢·刺节真邪篇》："真气者，所受于天，与谷气并而充身者也"。后人解谷气为五谷之精气，通会于肌腠之元真，脾胃之所主。李东垣本着《内经》各篇脾胃之说，并作《脾胃论》，以治当时现实常见病症，甚有功于世。其中尤以创制之补中益气汤，能补中气，亦即是能补脾胃之气，通会肌腠之元真（腠，是组织之罅隙；元真，即所谓"真气"）以之治饥饱劳役，脾阳下陷，气怯神疲之疾患（多见于当时因"啖食蔬粝"）及疟久脾虚，清气不升，寒热不止者，每有显效。但补中益气汤之补脾胃的虚馁，乃方中参、术的职事，黄芪是负鼓荡谷气以充肌表力量之职责者，东垣谓内伤者，上焦阳气下陷为虚热，非黄芪不可。然则补中益气汤之应用黄芪，仍未出仲景用黄芪之范畴，不过在视乎方剂的组织法度与配伍品味如何，而随宜地发挥其振起肌表衰弱的能力罢了。有的人提出治虚损膀胱有热尿血不止者，于蒲黄丸中，用黄芪固下焦之卫，认为这样地黄、麦冬始得合而奏清热之功，并借其升阳以达表，而水府之热，遂以投清热而除，这是善于组织与配伍的，后人于补中益气汤中加知母、黄柏，以治清阳下陷之尿血；加赤石脂，以治气虚之慢性脱肛；加龙骨、牡蛎、茜草、海螵蛸，以治脾气下陷之带浊症，都有效验。中气下陷的患者，常有小腹重坠感，在劳作时更显，且同时表现呼吸短促，这时投以补中益气汤或张锡纯之升陷汤（是根据东垣补中益气汤所制出的，方为黄芪、升麻、柴胡、桔梗、萸肉、党参等）颇有捷效。

（四）治痈疽久败疮

《神农本草经》："黄芪，味甘微温，主痈疽久败疮，排脓止痛，大风，癞疾，五痔，鼠瘘"。张寿颐曰："黄芪为固表主药，甘温之性，专走肌肉皮肤……张隐庵谓痈疽日久，正气衰微，故为久败……溃久元虚，或虚寒之体，可以四君、六君、保元、归脾等方，随宜择用。"此外，有谓黄芪用于肾炎，可以消除尿蛋白，用于消渴症（糖尿病），可调节新陈代谢。

黄芪的禁忌：阴虚身热者勿用。表实有热，积滞痞满者忌。上焦热甚，下焦虚寒，及病人多怒，肝气不和，痘疹血分热甚者，均忌。朱丹溪说："黄芪补元气，肥白而多汗者为宜；若面黑形实而瘦者服之，令人胸满，宜以三拗汤泻之"。按胸满用陈皮亦可解，在黄芪方剂中佐以陈皮，可免胀满之弊。

论 大 枣

大枣一药，在仲景方剂中应用的范围是很严格的，不像有的人使用大枣，信手拈来，俯拾即是。不知大枣虽系果品，而在方剂的配伍组合下，就不同于食物了。例如甘麦大枣汤之治脏躁（现代谓之癔病）小麦、大枣都是食品，即甘草一味，也是甘平无毒可饵之物，分之即是日常食饵之品，合之即可治疗脏躁病，这原因何在呢？是因药物一经组成方剂，内中即发生主、辅、佐、使的组合性，即所谓相互联系、相互促进、相互制约的作用。中医在临床上一向是采取复合剂的，能理解到复合剂不同于单味药的优越性，才会知道大枣在方剂中的重要性。现在依据仲景的《伤寒》、《金匮》，归纳大枣在方剂中的应用及其用量与配伍。

（一）凡外感病表虚的多用大枣

同样是外感风寒的疾患，在表实的人即无汗，在表虚的人即自汗，自汗即伤津。既属表病，就应当服解表的药，表虚自汗伤津，又再服解表的药，是犯"虚虚"之戒。处方时应当考虑到这点，那么，在这种情势下，就需要遴选一种补偏救弊的药物，则大枣一味，恰是胜任之品。《神农本草经》谓：大枣主"少津液，身中不足"；黄元御《长沙药解》云："大枣尤宜于外感发表之际，盖汗血一也，肺主卫气而司皮毛，肝主荣血而司经络，荣行脉中，为卫之根，卫行脉外，为荣之叶，非卫则荣不生，非荣则卫不化，蕴于卫而藏于荣则为血，酿于荣而泄于卫则为汗，虽异名而实同出。故曰夺汗者勿血，夺血者勿汗。太阳中风，卫气外敛，荣郁而生内热，桂枝汤开经络而泄营郁，不以大枣补其荣阴，则汗出血亡，外感去而内伤来矣。故仲景于中风桂枝诸方皆用之，补泄并行之法也"。近人有的指出："凡表虚自汗，胃气自和者，则发表剂中均用大枣，以摄持胃中津液"。观仲景桂枝汤等一系列的方剂中均用大枣，可以知道其在外感性疾患使用大枣的规律。

（二）凡逐水峻剂多用大枣

邹澍《本经疏证》说："十枣汤是用药过峻，恐不特泄去其饮，将尽人之津液胥泄之，故以枣约束营气而存津液也"，柯琴说："参术所不能君，甘草又与之相反，故选十枣之大而肥者以君之，一以顾其脾胃，一以缓其峻毒"。有人证明，尝见服十枣汤者，减用大枣5枚，服后二时许，即觉胃中枯燥，声哑干呕。仲景在用峻药下水饮痰饮的方药中伍以大枣，还不仅是十枣汤，如皂荚丸之治咳逆上气，时时吐浊，但坐不得卧，皂荚是涤痰的峻药，皂荚蜜丸如梧子大一丸，不过半钱重，而以枣膏和汤下之。尤怡谓："皂荚味辛入肺，除痰之力最猛，饮以枣膏，安其正也"。又葶苈大枣泻肺汤，治支饮不得息。葶苈是逐水饮的峻药，捣丸如鸡子大一枚，而以十二枚大枣煮水送之，尤怡谓："葶苈苦寒，入肺泄气闭，加大枣甘温以和药力"。所谓"安其正"、"不使伤正"用来解说大枣的功能，虽属妥当，究嫌抽象，不若邹澍谓约束荣卫气而存津液、柯琴谓以顾其脾胃、黄元御谓保其脾精较为具体。

（三）凡和剂多用大枣

仲景的小柴胡汤、大柴胡汤、柴胡加芒硝汤等和解少阳之剂，都用大枣；半夏泻心汤、甘草泻心汤、生姜泻心汤、旋覆代赭石汤等和胃之剂（仲景煮药通例，凡和剂均去滓再煎，所以谓此方都是和胃之剂），也都用大枣。和剂用大枣，也是仲景在方剂中标示出枣的一种规律。

（四）凡挛引强急多用大枣

日人吉益东洞《药征》："大枣主治挛引强急也"，考十枣汤证曰："引胁下痛"。葶苈大枣泻肺汤证曰："咳逆上气"。苓桂甘枣汤证曰："欲作奔豚"。甘麦大枣汤证曰："脏躁喜悲伤"。小柴胡汤证曰："颈项强"，"胁痛"。小建中汤证曰："急痛"。大青龙汤证曰："身疼痛"。黄连汤证曰："腹中痛"。葛根汤证曰："项背强"。桂枝加黄芪汤证曰："身疼痛"。吴茱萸汤证曰："烦躁"。"历观此诸方，皆其所诸证，而有挛引强急之状也，用大枣则有治矣"。吉益东洞归纳了仲景方剂中使用大枣于"挛引强急"的规律性。此外，脉结代、心动悸之炙甘草汤证，是"心液缺少"、手足厥寒、脉细欲绝之当归四逆汤证，是"心液不足"；火逆上气、咽喉不利之麦门冬汤证，是胃中的津液不够，或则大枣之用量独多，或则专用大枣而不伍以生姜，在炙甘草汤中，大枣是辅大量生地黄生血，在当归四逆汤中，大枣是佐当归补血，在麦门冬汤中，大枣是帮助麦门冬增津液。

〔**用量**〕 考仲景《伤寒》、《金匮》用大枣常例，多为十二枚，如桂枝汤，小柴胡汤、大青龙汤、葛根汤、吴茱萸汤等。但古人一剂药多作三次服，今人一剂药只作一次服，那么，今剂量应当是古剂量的三分之一。大枣十二枚，今当折成四枚，炙甘草汤三十枚，应当折合十枚，越婢汤、生姜甘草汤均用十五枚，今当为五枚，余类推。十枣汤十枚,葶苈大枣汤十二枚,仲景皆为一次量,不在此例。从仲景用大枣上看,可以明了一个问题,就是使用药物虽极寻常像大枣,也严格掌握用量。其在炙甘草汤用大枣配生地黄、麦门冬以生血,即用三十枚,在甘麦大枣汤配甘草、小麦的舒缓强急,即用十枚,在十枣汤、葶苈大枣汤用以摄持胃液,则用量多,在桂枝汤、柴胡汤用以调和营卫,则用量少。不应忽视。

〔**配伍**〕 这里只取仲景比较单纯有大枣的方剂,如容易显示大枣治疗的功能,和容易见到方药组织的形式而言。大枣、生姜:成无己曰:"邪至营卫者,辛甘以解之,故用姜以和营卫,生发脾胃升腾之气"。邹澍曰:《伤寒》、《金匮》两书,"用枣者五十八方,其不与姜同用者,十一方而已。大率姜与枣联,为和营卫之主剂,姜以主卫,枣以主营,故用四十七方中,其受桂枝汤节制者二十四,受小柴胡汤节制者六,所以然者,桂枝小柴胡,俱调和营卫之剂也。"大枣、茯苓:《伤寒正义》茯苓桂枝甘草大枣汤条云:"病人有水气,故以茯苓大枣治水气也"。成无己曰:"张仲景治奔豚,用大枣滋脾土以平胃气也"。大枣、葶苈:《金匮要略·肺痿肺痈咳嗽上气病脉证治篇》:"肺痈喘不得卧,葶苈大枣泻肺汤主之"。邹澍《本经疏证》解此方云:"水饮壅淤,势宜峻逐,得此则抑药性之太过,固元气之遗余"。大枣的药用是应当重视的。

印尼治结石有效草药猫须草

余于 1962 年上半年因公旅居印度尼西亚四月余,

暇时则访求其民间草药，得十数种，均夙著效验，为印度尼西亚医生所习用者，而猫须草之治结石病，尤著效于民间。

余游于梭罗市时，曾遇有一陈姓华侨后裔之操印尼医者，言其使用猫须草治疗尿路结石及胆结石症甚多，效验甚确，指座上梭罗市长云："首长即曾患尿结石病，服猫须草而排出结石者之一"。同时摘取会客厅外之猫须草一枝，赠给我医疗组，并赠结石一小盒，数达十余粒，以证实其言。

余返国之前，曾求我大使馆觅得猫须草多斤，由海船运回，备作治疗结石病之试用。并搜有猫须草混合验方，以供临床研究。

猫须草为多年生直立分枝灌木，茎高 0.5～2 米，呈方形，基部木质，无毛或近无毛；上部草质，略带紫色，具短柔毛。

草叶对生，膜质，卵圆形、披针形或菱形长，3～12 厘米，宽 1.5～5 厘米，顶端渐尖，常卷曲成镰刀状；基部楔尖，叶片上部三分之二边缘呈粗锯齿状，下部三分之一全缘。表面深绿色、无毛；背面淡绿色，主脉及副脉处具短细柔毛，有侧脉 3～5 对。叶柄短在 0.3～2 厘米之间，密生短细柔毛，上半部扁平、有槽，常呈绿色；下半部圆形，通常为绿色，生于枝顶的叶柄甚短。

花为顶上的总状花序，花序柄长 8～23 厘米。花轮六朵，苞片小，无柄，卵圆形，长 0.1～0.2 厘米，顶端急尖。花具柄，长约 0.4 厘米，密生短柔毛。花萼钟状，有毛或近无毛，绿色，长 0.4～0.8 厘米；二唇形，上萼卵圆形，下萼四裂，裂片顶端急尖。花冠白色或浅紫色，外生白色短柔毛，内秃净或近无毛。上唇瓣四裂，内陷，两侧裂片较中部为宽；下唇瓣长短圆形，向内凹入，花冠圆筒状，长约一厘米。雌雄蕊突出于花冠外，雄蕊四个，二长二短，着生于花管上。花丝作细长线形，白色。花药头状，紫色。子房下位，无毛。花柱长于雄蕊，柱头棒状，紫色。小坚果四个，卵圆形，色褐，长约0.2厘米，扁平，密生凹凸不平之细纹。

从印尼至南亚诸岛及澳洲均有生长，爪哇栽培历史已久，我国海南岛亦有栽培。性好湿润土壤及阴凉，在海拔700米以下生长良好。猫须草不易结子，但也有结的，通常用插枝法繁殖，极易生长。亦可用种子繁殖。除药用外，亦供观赏及绿篱之用。

成分：据称叶及枝顶含钾盐最高。全草含配醣体、直管草碱（Crihonin）、鞣酸、尿素等。

药用成分：茎与叶。

主治：主要用作利尿剂，对肾脏无害。故为一般所采用。用于治肾结石，磷酸盐尿、胆结石、膀胱结石、足痛风、风湿及动脉硬化等；与叶下珠配合应用，更为有效。与其它草药配合应用，闻可治糖尿病。通常当茶剂饮服。

如何开展中药研究的我见

近几年来，从各医药杂志所发表的中药资料上看，中药的研究多是限于单味药的分析，这对于一味药物的性能，得出了比较明确的指标，而对于复合方药却甚少触及。所以与中医运用方剂未能紧密结合。

中药研究单纯找成分，不脱离试验管的做法，最终只是为西医增添一些新药罢了。这样下去，中医的方药配伍作用和几千年积累的宝贵经验将会从中慢慢丢掉。

祖国医学、药学，从来不分家，医家掌握好用药，权衡在手，灵活运用，才能取到预期的疗效，不能医药脱节。

凡是搞一种自然科学研究工作，既要从实际出发，又要定出大方向，不能舍本逐末。所谓大方向，就是要全面地、互相联系地看问题，不能片面地、孤立地看问题；要长远地、贯彻始终地看问题，不能短浅地、割断历史地看问题。中药研究问题，在现代，毫无疑问，首先应贯彻中西医结合方针，又必须阐明中医用药理论和经验，有所侧重。我认为在药理试验和临床观察中，尤应特别注意对方药的配伍作用的研究，太单纯、太死板，不能完全适应疾病的变化和发展，不仅不能很好地供给中医组合方剂的需要，反而丢掉了中医组合方剂的大部分依据。从本草学发展到方剂学角度上看，是走回头路。因为方剂的形成，是在长期临床实践上专病专药不能收到很好效果的情况下，深入地考察病机复杂的反映，找出它阴阳表里寒热虚实的不同属性，而加入合适的药味，使疾病得到解决，而逐渐积累，反复应用所形成的有效的治病产物。这种形成过程，是由简单到复杂，由低级到高级的发展。我们不去研究这些组方规律，将它逐步地纳入现代科学轨道，反而抛开方剂专走研究单味药的路子，这是不正确的。今后，应当在总结分析前人使用复合方剂的经验基础上，进行方药配伍的科学研究。

药理、药化等在解决中药研究上是一种科学方法，在发掘临床上历来确有良效的二味有配伍性或三四味有组合性的小方剂，例如传统习用的蜈蚣、全蝎；荆芥、防风；当归、川芎；乳香、没药；三棱、莪术；红花、桃仁等等，先付于药理、药化，通过实验研究，看它们是不是有化学上的作用，是不是起促进作用或相反相成的制约作用。这样做，虽比较复杂些，但还能办到，也给进一步研究复合方剂奠定初步的基础。

　　药方的组织，也常因一二味药的加减而增强其治疗作用。据报道，补中益气汤的实验证明，其中升麻和柴胡在药中对其他药有明显的协同作用，并能增强这些药物的作用强度，尤其在肠蠕动方面，如果去掉这两药，则无以上的作用。……有人用动物实验，对茵陈蒿汤做了动物实验，发现把茵陈、栀子、大黄三药分开，单味投药并没有明显的利胆作用。只有把茵陈、栀子、大黄（即茵陈蒿汤）三药合起来使用时，才见到胆汁排泄大量增加，并且是量与质的排泄同时增多。可见药物的配伍变化非常重要。其它中药研究单位，在简单的中医方剂方面，如四逆汤等，也找出它的综合性。这对中西医在方药上的结合确实前进了一步，有广泛推进的必要。

　　把方药作化学分析和实验，主要是解决疾病，消除人民痛苦，而不是为了验证它。要知道中药在最悠久的历史里，经过升降浮沉的观察，性味亲和的选择，主次适当的安排，佐使的量材驱遣，分量的多寡裁酌，前人积累了无数次实验，以及"大、小、缓、急、奇、偶、复"七方的形成，有它规矩准绳的针对性，用到人体上适合于各种疾病的症情。这足以证明有它很高的科学性。它比与人体质有所差别的动物实验结果更为准确。当然，若为了在现阶段消除西医对中药不够认识，有所怀疑，做些单味的实验研究，促进中西医结合的步伐，也是值得的。其实，把几千种中药，都一一付之实验研究，未必都做得到，也没有必要都做到。

单味药的性能，是始终不变的，麻黄发汗是任何人都不能否认的，但若与它药配伍，组织成方剂，其作用则有所不同。例如张机的麻黄汤、麻杏石甘汤、麻杏苡甘汤三方，都是以麻黄为主，辅以杏仁，使以甘草，一则配桂枝，为治伤寒无汗之重症；一则伍石膏，为治汗出而喘发热之良方；一则合以苡仁，为治风寒湿痹之轻方。一药变则全方作用全变，这种变化的原理，应当从药理、药化方面证实它，提高它的治疗作用。事实是科学的基础，这样有组织的效方甚多，如四君汤、四物汤、平胃散、二陈汤等。在科学发达的今天，是都会研究出结果的。还应当研究习见的药性相反的药物，在中药里面，传统上两性相反的药物，如所谓"十八反"，生葱反蜂蜜，荆芥反鲢鱼等等，在制方上历来列为禁例。它们究竟在化学成分与药理实验上是绝对普遍地起拮抗作用，或者是在以前偶然起过中毒性反应，限于当时科学条件，经久未得到彻底科学的检验，就载在文献上流传下来，都沿习着禁用呢？时至今日，理应一一付诸实验研究，得出准确的结果，标明在药典上，不致使人盲目避忌。

应当研究药物的用量。前人说："中医不传之秘在用量上"。药量或多或少，在复方中常因一味药的增损，其作用会向另一方面转化，则治疗不同的病症。例如张机的桂枝加桂汤，即桂枝汤原方更加桂枝二两（现在习用量 6 克，共成 15 克之量）。以寻常眼光看，还是治中风有汗之桂枝汤，但却不然，它因桂枝分量二钱之加，则为改治奔豚症气从少腹上冲心者。我曾治一妇人，患奔豚三年，他医投多种治奔豚方未效，我投以此汤，六剂后即痊愈，追访二年余未发。又《金匮要略》中的小承气汤、厚朴三物汤、厚朴大黄汤，药味相同，只是分量不同，则治疗三种不同的病症，原书可按，不多赘说。药物用量的增损，对治病是有重大关系的，作中药研究，应亦纳之于计划之中。

中医的方剂学，从历史上看，是长期发展而来的。从方剂本身上看，它是具有多方面形式和内容的，内中固有物理、化学的"转化定律"的运动，并且有它们之间错综复杂的相互联系，以及药量多少的关系，要认识这一事物和掌握它的规律，必须中西医紧密结合，逐渐地提高到现代科学上去。

例如治"阴疽症"凹陷平塌、流淌稀脓、长年不能收口的外科疾患，西医对此是办法不多的。中医创造出来的阳和汤，对阴疽若审证确凿，并坚持服药，常会收到良效，甚至达到痊愈。方剂的组成，熟地是滋腻的阴药，用于寒凝湿滞的阴疽，适助长阴邪，延长病期。麻黄是发散性阳药，阴疽体力衰退，哪里经得住开发药的发散呢？不知麻黄是 1.5 克，熟地量是 30 克，只起到节制熟地的凝滞，使熟地得到麻黄则补血而不滋腻，麻黄得熟地则通络而不伤阴，既相互促进又相互制约，相反适所以相成。在采取炮姜、肉桂、炙草、鹿角胶正面温阳药和白芥子通络祛湿痰的药共同伸阳煦寒的功能中，奏到日光一照，阴翳悉解的效验，是阳和汤剂针对性强的结果使然的。此中微妙，若进行实验研究，必能进一步明确它的作用。当然，治疗阴疽，有时用促进细胞生活力黄芪为主药，组合得法，也会治愈，不独阳和汤是特效药，主要在辨证施治的准确性。

中医复合方剂，是在用专病专药的基础上，再结合对患者具体病情的辨证用药，组合而成的治病武器，若能熟悉药性，精于配伍，运用恰当，确能收到治疗的满意疗效。如治疗慢性肝炎，要参考西医的化验指标，谷丙转氨酶与麝浊不正常，不能不注意考虑施治，但一味追求降低转氨酶和麝浊的单味特效药，则往往得不到预期效果。现在和过去，西医在这方面付出了很大的力量，想找出一种始终能控制慢性肝炎的单纯特效药，在长期研究中，西药发明出一些，在西医协同下，中药也发明出一些。可是有的验于此而不能验于彼，有的有短期疗效而得不到巩固，结果闹得疗效不固定，无所适从。这当然与肝炎的病情复杂有关，在辨证上还存在问题，只好从中医中药方面想办法。中医是使用复合方剂治疗的，很少使用单味药，这是传统上的驱遣药物的优越性，是以辨证论治为原则的。然而，现在有的中医也持特效方观点治疗慢性肝炎。一般认为肝炎是湿热内结所酿成，采取清热利湿的特效方，有的恰合病机，投药有效，达到治愈，从肝炎原因而论，清热利湿，是有针对性的好治法。但慢性肝炎病程较长，迁延日久，体力渐衰，一味清利，机体内存有多少湿热之邪，久久清热，势必至伤阳，久久利湿，势必至伤阴，阴阳两伤削弱了机体的抗病能力，难怪久病不愈反而有的病势增加。这种病例，在临床上遇到很多。当然，肝是多血之脏，肝炎常导致瘀血，在辨证论治时，也不能忽略这一点。

我提出一个研究单味药柴胡的问题。柴胡的适应证，是少阳病"寒热往来，胸胁苦满"的热型，非此型则效果不显，故《伤寒论》有非少阳证"柴胡不中与也"之戒，这是证与药必须合拍的必要条件。现在各地提炼的柴胡注射液，作为通用的退热剂，是脱离辨证的，曾见到注射后热退不显著。我建议应当与其他针对发热类型的药物（包括中西单位药与复合剂）对照着用，先辨证，再施药，比较出它对不同病症的疗效，然后研究使用中药的途径和适应范围。不能人云亦云，随风倒，把中药都西药化，既浪费了药物，而疗效也不那么特殊，徒对中药大量消耗，致使中医处方无药，叫苦连声。不独柴胡，凡风行提炼的单位药，都掩盖着这么一种倾向。建议药政机构要注意这些，统筹兼顾，使药材有计划地分配使用，不使哪一方有向隅之叹。

凡事要想搞好，既需要有坚强的领导和骨干人员，又要依靠广大群众的力量。领导大力提倡和支持，骨干带头争着干，再向群众学习，向有实践经验的老中医、老药工学习，汲取中药复合有效方剂，付之于实验研究。这一工作在当前虽有一定的困难，只要中西医明确了方向，端正了思想，有计划、有步骤的前进是会胜利完成任务的。